国家癌症中心肿瘤专家答疑丛书

应对 淋巴瘤 ZHUANJIATAN
YINGDUILINBALIU 专家谈

石远凯　主编

中国协和医科大学出版社

图书在版编目（CIP）数据

应对淋巴瘤专家谈／石远凯主编. —北京：中国协和医科大学出版社，
2013. 10

（国家癌症中心肿瘤专家答疑丛书）

ISBN 978-7-81136-932-8

Ⅰ. ①应… Ⅱ. ①石… Ⅲ. ①淋巴瘤-诊疗 Ⅳ. ①R733. 4

中国版本图书馆 CIP 数据核字（2013）第 178076 号

国家癌症中心肿瘤专家答疑丛书

应对淋巴瘤专家谈

主　　编：石远凯
责任编辑：吴桂梅

出版发行：**中国协和医科大学出版社**
　　　　　（北京东单三条九号　邮编100730　电话65260378）
网　　址：www. pumcp. com
经　　销：新华书店总店北京发行所
印　　刷：北京佳艺恒彩印刷有限公司

开　　本：710×1000　　1/16开
印　　张：15.75
字　　数：165千字
版　　次：2014年4月第一版　　2015年11月第二次印刷
定　　价：29.80元

ISBN 978-7-81136-932-8

国家癌症中心肿瘤专家答疑丛书

编辑委员会

顾　　问：

陆士新　孙　燕　程书钧　詹启敏　赫　捷　林东昕

殷蔚伯　余子豪　储大同　唐平章　赵　平　王明荣

王绿化　程贵余　周纯武　乔友林　孙克林　吕　宁

李　槐　李长岭　齐　军　徐震纲　孙　莉　吴　宁

吴健雄　李晔雄　王贵齐

丛书主编：

董碧莎

丛书副主编：

马建辉　王子平　王　艾　徐　波　于　雷

分册主编（按姓氏笔画排序）：

万经海　于胜吉　马建辉　王子平　王成锋

王晓雷　石远凯　吴令英　吴跃煌　寿建忠

张海增　李正江　李　斌　易俊林　徐兵河

袁兴华　高树庚　蔡建强

策划编辑：

张　平

国家癌症中心肿瘤专家答疑丛书

应对淋巴瘤专家谈

主　编：石远凯

副主编：王维虎　黄　遥

编　者（按姓氏笔画排序）：

王　力	王　铸	王　燕	王子平	王珊珊
王海燕	王懋杰	车轶群	丛明华	叶霈智
田爱平	乔友林	刘　炬	刘　敏	刘　鹏
刘跃平	吕　宁	孙　莉	朱　宇	毕新刚
许潇天	邢镨元	闫　东	齐　军	吴　宁
吴秀红	吴宗勇	吴晓明	宋　颖	应建明
张长弓	张海增	张燕文	李　宁	李　槐
李树婷	李峻岭	李彩云	李喜莹	杨　晟
杨宏丽	杨建良	陈闪闪	周冬燕	易俊林
郑　容	姚利琴	宣立学	赵方辉	赵东兵
赵东斌	赵京文	赵国华	赵维齐	徐　波
徐志坚	桂　琳	秦　燕	耿敬芝	袁正光
高　佳	黄初林	黄晓东	彭　涛	董莹莹
董雅倩	蒋顺玲	韩彬彬	魏葆珺	

近些年来，随着我国的城镇化和人口老龄化不断加快，"癌症"这个词汇越来越频繁地出现在各种媒体，成为大众关注的话题。据统计，从世界范围来看，癌症发病率约以年均3%左右的速度递增，现已成为人类第一位死因。《2012中国肿瘤登记年报》统计，我国每年新发癌症病例350万，约250万人被癌症夺去生命。今后10年，中国的癌症发病率与死亡率仍将继续攀升。癌症耗费了大量的卫生资源，给整个社会造成了巨大的压力，也给癌症患者和家庭带来了身体上和精神上的痛苦以及沉重的经济负担。由于大多数晚期癌症疗效欠佳，所费不菲，这使得大众误以为所有的癌症都难以治愈且代价高昂，由此对癌症产生了恐惧心理。然而事实上并非如此，国际抗癌联盟（UICC）2010年发表的研究结果，1/3的癌症是可以预防的，1/3的癌症是可以治愈的。如果能做到积极预防、及早发现、规范治疗，大多数癌症是有希望治好的。

在这场人类与癌症之间展开的没有硝烟的战斗中，仅仅凭借医务人员的努力是远远不够的。作为抗击癌症的主力军，医务人员不仅需要在治疗病患方面尽心竭力，还要将正确的抗癌知识通过各种形式的科普宣传与社会各界所有关心抗癌事业的人士分享，让更多的人正确的认识癌症。要将全社会各个层面的医疗活动的参与者都吸引到这个抗击癌症的队伍中来，政府、社会、防治机构、医务人员、研究人员、患者和家属，以及各界的热心人士携手并肩，汇聚力量，共同抗击癌症。

中国医学科学院肿瘤医院作为国家癌症中心的依托机构，拥有

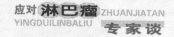
专业的医疗团队和先进的医疗水平，在肿瘤预防、肿瘤研究、早诊早治、多学科综合治疗等领域都做了大量的工作，取得了很多成绩。中国医学科学院肿瘤医院很早就认识到肿瘤防治需要社会的广泛参与，认识到防癌科普宣传的重要意义，长期以来不遗余力的通过报纸、电视、出版物、公益活动等多种形式普及癌症的防治知识。《国家癌症中心肿瘤专家答疑丛书》就是中国医学科学院肿瘤医院的名医专家们为大众奉献的一部内容新颖、形式生动的防癌科普丛书。

这部科普丛书涵盖了常见的 18 个癌种，通俗易懂、图文并茂，从癌症预防、研究到临床等多个不同角度深入浅出地解析肿瘤防治知识。充分体现了作者们传播健康生活方式、倡导正确防癌治癌的理念。希望广大读者能从中受益，拥有更加健康、更高质量的生活，享受更加美好的明天。

中国科学院院士
中国医学科学院肿瘤医院院长
2013 年 12 月

前 言

从全球发达国家癌症的发病规律中，我们看到癌症的发病率在一定阶段随经济的快速发展而呈增长趋势。在社会、人们给予普遍重视并采取相应措施之后，发病状况将逐渐趋缓。人类在攻克癌症的科学探索中取得的每一点进步，都将对降低癌症的发病率、提高癌症的治愈率起到不可低估的作用。我国目前正处在癌症的高发阶段，我们常常听到、看到以及周围的同事、亲友都有癌症发生，癌症离我们越来越近，癌症就在我们身边。癌症究竟是怎么回事，怎样才能减少患癌症的风险，得了癌症怎么办……，这些都是癌症患者、家属乃至大众问得最多的问题。为了帮助大家解除疑惑，了解更多相关知识，在癌症的治疗、康复和预防上给予专业性的指导，我们编写了这套丛书，希望能够协助患者、家属正确面对癌症，以科学的态度勇敢地与医务工作者共同战胜疾病。

《国家癌症中心肿瘤专家答疑丛书》（以下简称《丛书》）包括肺癌、胃癌、结直肠癌、肝癌、食管癌、膀胱癌、胰腺癌、淋巴瘤、肾癌、乳腺癌、宫颈癌、卵巢癌、鼻咽癌、下咽癌、喉癌、甲状腺癌、脑瘤、骨与软组织肿瘤等 18 种常见癌症，分为 18 个分册，方便读者选用。《丛书》以癌症的诊断、治疗、预防和康复为主线，介绍了癌症的临床表现、诊断、治疗方法、复查、预防与查体、心理调节以及认识癌症、病因的探究、如何就诊等相关内容。书后附有治疗癌症的案例供读者参考。书中内容均为当前在癌症预防、诊断、治疗、科研中的最新成果。例如，对一些癌症目前正在探索中的方法进行了客观的介绍；对于癌症的发生原因，也尽量将复杂的专业问题以简洁的语言呈现给读者。书中的观点、方法均以科学研究与临床实践为依据，严谨准确，坚决杜绝用伪科学引导、误导读者，帮助患者适时的选择治疗方法正确就医、康复。《丛书》中应读者需要还纳入了有关营养饮食、心理调节内容，在癌症的治疗康复中扩大了医疗之外的视野，提示患者和家属应更加关注合理的饮食和心理调节的重要性。为了更加贴近患者和家属，《丛书》采取了问答形式，读者找到问题便可以得到答案，方便读者使用。书后的"名家谈肿瘤"，是本书的另一特色，这些权威实用的科普内容，是专家们多年科学研究的成果和临床诊疗经验的总结，是奉献给读者的科普精粹。

《丛书》各册的主编都是长期工作在临床一线的医生，参加《丛书》撰写的作者都是活跃在本专业领域的中青年专家、业务骨干。部分资深专家也加入到编者行列，为了帮助癌症患者，普及科学知识，大家聚集在一起，在繁忙的临床科研教学工作中挤出时间撰写书稿。有的分册在编写前还向患者征集问题或将初稿送患者阅读修改。每本分册都是专家与读者的真诚对话，真心交流，字里行间流露出专家对读者的一片热忱、一份爱心。《丛书》的编写覆盖了肿瘤内科、外科、麻醉、诊断、放疗、病理、检验、药理、营养、护理、肿瘤病因、免疫、流行病学等肿瘤临床、肿瘤基础领域的专业知识，参编专家 100 余人。有些专家特为本书撰写的稿件已经可以自成一册，因为篇幅所限，只摘取了其中少部分内容。大家都有一个共同的心愿：为读者提供最好的读物。我们邀请肿瘤知名专家陆士新、孙燕、程书钧、黄国俊、屠规益、殷蔚伯、储大同、唐平章、赵平为《丛书》撰稿，他们都欣然同意，在百忙中很快将稿件完成。《丛书》是参与编辑人员集体的奉献。在书稿的编写出版过程中还有很多令人感动的故事，点点滴滴都体现了专家们从事医学科学的职业追求和职业品格，令人敬佩，值得学习。在此，对参加《丛书》撰写的专家、学者及所有人员表示衷心的感谢！还要特别感谢原中国科普研究所所长袁正光教授，从另一角度补上了癌症患者应如何对待死亡一页，为我们能够正视死亡、坦然面对死亡揭开了一层面纱。策划编辑张平同志，在18本《丛书》的组稿、修改、协调、联络全过程中发挥了中心作用，做出了重要贡献，在此对她表示感谢！

《丛书》作为科普读物还存在着许多不足，由于专家们希望为读者提供更多的专业知识，书中的内容、用语仍然偏专业些，为此在每册书的最后都列出了一些专业名词解释，有助于读者进一步学习相关专业知识，提高科学认知。

最后，希望《丛书》能够给予读者更多的帮助。患者在这里可以找到攻克癌症的同盟军，我们将共同努力，为战胜疾病、恢复健康而奋斗。作为科普读物，本书还有诸多不足，请广大读者给予指正。

丛书主编
国家癌症中心副主任
中国医学科学院肿瘤医院党委书记
2013 年 10 月 1 日于北京

目录

一、临床表现篇

二、诊断篇

三、治疗篇

八、 淋巴瘤病因的探究篇

九、 如何就诊篇

十、 典型病例

十一、 名家谈肿瘤

十二、 名词解释

一、临床表现篇

1. 什么是临床表现？

医学上将与疾病相关的不适感觉及机体的异常称为临床表现。临床表现包括症状和体征。所谓症状就是指患者感知并表达的不适感或异常，体征则是指由医生通过客观体格检查发现的机体异常现象。

2. 淋巴瘤患者有哪些临床表现？

淋巴瘤是一大类肿瘤，属于全身性疾病，几乎可以侵犯到全身任何组织和器官，因而淋巴瘤的临床表现按照不同的病理类型、受侵部位和范围存在着很大的差异。尽管如此，淋巴瘤的临床表现还是有一些共同特点的，大致可以分为：①淋巴结肿大；②淋巴结肿大引起的局部症状；③淋巴结以外的器官或组织受侵的表现；④淋巴瘤相关的全身症状。而最常见、最具代表性的临床表现是淋巴结肿大。

3. 淋巴瘤患者最常见的临床表现是什么？

淋巴瘤最常见和典型的临床表现是淋巴结肿大。人体淋巴结的分布范围很广，有些是可以摸到的浅表淋巴结，如位于颈部、腋窝、腹股沟的淋巴结，还有的就是无法摸到的位于身体深部的淋巴结,如胸腔内的纵隔淋巴结,腹腔内的腹膜后、肠系膜淋巴结,盆腔内的髂血管周围淋巴结等。正常淋巴结一般较小,多数直径不超过1cm,如果超过了则可以算是淋巴结肿大。当患有淋巴瘤时,可以出现一处或多处的淋巴结肿大。这些肿大的淋巴结一般不痛(如果淋巴结肿大伴有疼痛,则首先应考虑是否为炎症),摸上去感觉光滑、饱满、均匀、质地不软也不硬,还有些弹性。最初多是孤立或分散存在的肿大淋巴结,逐渐长大后可以互相融合,甚至与周围的组织粘连、固定,形成很大的肿块。有些患者描述在医院确诊之前的几个月甚至几年内曾出现过反复肿大的浅表淋巴结,少数患者经过抗生素或抗炎治疗后肿大的淋巴结甚至可以消退,但最终还是确诊为淋巴瘤。

4. 淋巴结肿大会给患者带来哪些不适?

淋巴结肿大所带来的不适与症状主要与肿大淋巴结的大小、部位以及生长速度等有关。比如,淋巴瘤常有纵隔淋巴结肿大,纵隔是胸腔内两肺中间的区域,其中容纳了气管、心脏、大血管和食管等重要脏器。纵隔淋巴结肿大初期,淋巴结较小时多无明显症状,但随着肿瘤的增大,可以压迫周围的气管、食管,造成咳嗽、呼吸困难、吞咽困难,如果压迫了上腔静脉就会出现面颈部肿胀、呼吸困难、不能平卧、胸壁的浅表静脉扩张等临床表现;再如,口咽部淋巴结肿大或扁桃体的淋巴瘤,可以造成咽部异物感,吞咽困难,呼吸困难,甚至窒息。腹盆腔的淋巴结明显肿大时,因腹壁较软,有时局部可以摸到肿块。腹腔内肿大的淋巴结如果挤压到胃和肠管,可以出现进食后上腹饱胀、腹痛和肠梗阻等。盆腔内的髂血管周围的肿大淋巴结可以压迫血管、淋巴管,造成下肢静脉或淋巴液回流不畅,引起双侧或单侧下肢的肿胀。而有些类型的淋巴瘤生长迅速，淋巴结迅速增大，可以造成相应的局部压迫症状，偶尔也有因肿块内部坏死、出血导致的肿瘤迅速增大，这时可伴有疼痛、发热。

5. 除了淋巴结肿大外，淋巴瘤患者还有哪些临床表现？

淋巴瘤不仅可以侵犯淋巴结，还会侵犯全身各处的组织或器官，这些淋巴结以外的受侵部位，专业上称为淋巴结外侵犯。因为淋巴细胞几乎可以遍布身体各处，所以淋巴瘤可以侵及任何的组织和器官，常见的包括胃肠道、皮肤、鼻腔、骨髓、脑、睾丸、骨、肝、脾、甲状腺、眼附属器官等。因为侵犯的部位不同，淋巴瘤结外病变的临床表现也复杂多样，并无典型性，常常需要与多种疾病相鉴别。胃肠道是非霍奇金淋巴瘤最常见的淋巴结外受侵部位。胃淋巴瘤早期多无症状，此后可出现消化不良、上腹部饱胀不适和包块。小肠淋巴瘤可表现为腹痛，腹部包块，容易出现肠梗阻、穿孔和出血等急症。皮肤的淋巴瘤包括很多种类型，皮肤损害的表现多样，可发生于头、面、躯干和四肢的任何部位皮肤，多数发展较慢，病程可以很长，其间皮肤损害可部分或完全消退。常见的皮肤损害表现为湿疹或斑片样、丘疹、不规则斑块、厚的结节或肿块，可伴有溃疡形成，可此起彼伏，皮损常伴瘙痒。易被误诊为湿疹、神经性皮炎、银屑病等。如果是鼻腔或鼻咽部的淋巴瘤，最常见的症状为鼻塞，有时涕中带血。病变进展时，可以出现眼球突出、面部肿胀、硬腭穿孔、神经麻痹，有恶臭和发热等。脑内受侵时可以引起头痛、恶心、四肢或躯体的感觉异常、运动功能障碍等。骨髓也可受到淋巴瘤侵犯，当程度较轻时常无症状，逐渐加重后可导致造血功能的损害，出现白细胞减少、贫血、血小板下降等，甚至形成淋巴瘤白血病。

肝受侵不常见，可出现肝大、黄疸，通常伴有发热、贫血、体重减轻、食欲不振等。淋巴瘤也可侵犯胸膜并导致胸腔积液，胸腔积液量多时可出现胸闷、气短和胸痛。早期侵及骨骼一般无症状，如骨破坏加重，可出现局部骨痛，甚至骨折，如果椎体骨折可以压迫脊髓导致截瘫。

6. 淋巴瘤患者有哪些全身表现？

淋巴瘤的全身表现主要包括发热、盗汗、体重下降和皮肤瘙痒等，淋巴瘤患者在确诊的几个月甚至几年前就可出现这些症状。有的患者长期不规则发热，原因不明，最终发现浅表淋巴结肿大而确诊。发热可以先是间断性的，以后逐渐发展为持续性，多为38℃左右的低热，但有些体温可高达40℃。盗汗是指夜间无原因的出汗，可湿透被单或衬衣。有些患者可出现明显的体重下降，达数斤或数十斤，却找不到明确的原因。无原因的皮肤瘙痒，可以是淋巴瘤的早期症状，有时瘙痒难忍，患者皮肤满布搔抓的痕迹，可逐渐发展为表皮增厚、色素沉着和皮肤脱落等。部分淋巴瘤患者还合并有自身免疫性疾病，如自身免疫性贫血、自身免疫性血小板减少等。有些类型的淋巴瘤患者还可出现噬血综合征，表现为发热、肝脾淋巴结肿大、血细胞减少、代谢紊乱等。

7. 淋巴瘤只是发生在淋巴结的疾病吗？

淋巴瘤是发生在淋巴造血系统的一类疾病，发生在淋巴结上的淋巴瘤比较容易被大家所理解，但其实还有一部分淋巴瘤是发生在淋巴结以外的组织或器官。淋巴造血系统遍布全身各处，通俗的解释就是我们身体到处都分布有淋巴细胞。正常情况下，这些淋巴细胞起到抵抗外界刺激、保护机体的作用，如抵御细菌、病毒等的侵害。可是在某些因素作用下这些淋巴细胞可能发生异常的克隆增殖就有可能发展成为恶性淋巴瘤。譬如，原发于胃肠道的恶性淋巴瘤，通常老百姓认为长在胃肠道的恶性肿瘤都是胃癌或肠癌，其实不然，淋巴瘤也是胃肠道常见的原发恶性肿瘤之一，两种疾病从影像学检查和患者的症状表现上是很难区分的，最终的诊断是依据组织**活检**的病理诊断，治疗和**预后**亦相差迥异。

$8.$ 是不是只要有淋巴结肿大就是患上淋巴瘤了？

淋巴结是人体正常的免疫器官，当机体某一部位受到外界刺激，如细菌、病毒等的侵害，该部位的区域淋巴结就会产生相应的反应，有时就会表现为淋巴结肿大。所以并非所有的淋巴结肿大都是患上淋巴瘤了。但是如果某部位出现淋巴结肿大，尤其是不伴有感染证据或无痛性的淋巴结肿大，或是某些特殊区域（如腋窝、锁骨上区、腹股沟等处）出现具有上述特征的淋巴结肿大时，需要特别提高警惕。对于伴有不明原因的发热、盗汗、体重明显减轻、皮肤瘙痒等异常情况出现时应立即到医院就诊，排除罹患恶性肿瘤的可能。

$9.$ 淋巴结炎能发展成恶性淋巴瘤吗？

如果淋巴结或淋巴组织存在反复的炎症刺激，出现异常淋巴细胞的机率会增加，从这个意义上来说，发生恶性淋巴瘤的机率可能会大一些。但是淋巴瘤发病是多种因素复杂作用的结果。淋巴结炎和恶性淋巴瘤之间并没有必然联系。

10. 如何才能早期发现淋巴瘤？

目前，还缺乏有效的**筛查**淋巴瘤的手段。如果出现无痛的单个或多发浅表淋巴结肿大，应该考虑到淋巴瘤。如果肿大的淋巴结具有无痛、饱满、质韧等特点，就更加支持淋巴瘤的诊断，需进一步进行检查。有的患者浅表淋巴结不大，但较长期有不明原因的发热、盗汗、体重下降等症状，或者出现发展迅速的面颈部肿胀、呼吸困难，经检查发现有纵隔或腹膜后淋巴结肿大等情况，也应考虑到淋巴瘤的诊断，要做进一步的检查。

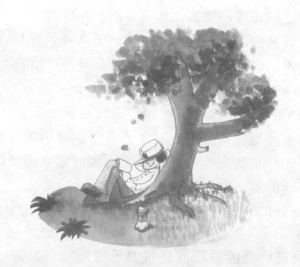

二、诊断篇

11. 如何诊断淋巴瘤?

淋巴瘤的诊断应包括两方面:①明确具体的病理类型;②明确分期和相关**预后**因素。

淋巴瘤的病理诊断过程比较复杂,因为随着对淋巴瘤的认识不断深入,目前已将淋巴瘤分为60余种不同的类型,每一类型都是一种独立的疾病,因为每一种不同类型的淋巴瘤,其临床表现、治疗原则和**预后**都有所不同,所以只简单的诊断为淋巴瘤是不够的。当医生根据患者的病史和临床表现,怀疑是淋巴瘤时,往往建议患者做一个小手术,取下一枚完整的淋巴结进行病理检查,而不是选择损伤相对较小的细针或粗针穿刺**活检**,因为只有完整的淋巴结才能进行充分的鉴别诊断,并尽可能的获得准确的病理诊断。选择切除的淋巴结,往往位于身体的浅表部位,一般是大小适宜、质地较韧和受炎症影响较小部位的淋巴结,如滑车、锁骨上、颈部和腋下等部位的肿大淋巴结。如果肿大的淋巴结位于身体的深部或内脏器官,最好通过微创手术获得足够的肿瘤组织进行病理诊断,实现有难度的也至少需要粗针穿刺肿瘤,细针穿刺由于获得的组织太少,无法有效的诊断淋巴瘤。

在明确了具体的病理诊断后,下一步就是完善分期检查和**预后**因素相关的检查。所谓分期就是根据身体的组织和器官受到肿瘤累及的范围和严重程度进行分级。**预后**因素是指通过临床实践总结出来的与疗效和生存期相关的一些指标。为明确分期,需要做相关的影像学检查,因为淋巴瘤属于全身性疾病,所以通常在治疗前需要做全身的影像学检查，包括 CT、B 超和磁共振等进行合理的组合。另外，还需要做骨髓穿刺和**活检**，明确是否有骨髓的受侵。如果怀疑有脑膜和脑实质的受累，可能还要做腰椎管穿刺检查。这些检查对于明确病情非常必要，特别是在首次治疗开始前。

12. 淋巴瘤患者为什么通常都要做骨髓穿刺细胞学和骨髓活检检查？

因为淋巴瘤属于淋巴造血系统肿瘤，而骨髓是造血器官，所以淋巴瘤患者易发生骨髓的受侵。为明确是否存在骨髓受侵，需要进行骨髓穿刺细胞学和骨髓**活检**检查。通常患者都会对这些检查存有顾虑，害怕疼痛或是认为抽取骨髓会损害人体精髓、伤及元气而不愿意接受检查。事实上，通过简单的局部麻醉，就不会出现明显疼痛。而且骨髓穿刺抽取的骨髓量极少，一般为 0.2~2ml，而人体正常骨髓总量平均为 2600ml，所以骨髓穿刺检查对身体不会造成损害。

13. 什么是乳酸脱氢酶？为什么说乳酸脱氢酶在非霍奇金淋巴瘤的预后判断中有意义？

乳酸脱氢酶（LDH）是一种糖酵解酶。乳酸脱氢酶几乎存在于机体所有组织细胞的胞质内，其中肾含量较高。乳酸脱氢酶是能催化乳酸脱氢生成丙酮酸的酶。乳酸脱氢酶的增高与肿瘤在体内的负荷具有一定相关性，并与一些淋巴瘤的**预后**不良有关。所以在非霍奇金淋巴瘤国际**预后**指数（IPI）评分中，乳酸脱氢酶数值超出正常上限是**预后**不良的因素之一。

14. 什么是淋巴瘤的 Ann Arbor 分期？

Ann Arbor-Cotswald 分期是目前通用的描述霍奇金淋巴瘤（HL）和非霍奇金淋巴瘤（NHL）的解剖学疾病范围的分期系统。

Ⅰ期：病变限于 1 个淋巴结区或单个淋巴结外器官（ⅠE）。

Ⅱ期：病变累及膈肌同侧 2 个或更多的淋巴结区，或病变局限侵犯淋巴结外器官及膈肌同侧 1 个以上淋巴结区（ⅡE）。

Ⅲ期：膈肌上下均有淋巴结病变。可伴脾累及（ⅢS）、结外器官局限受累（ⅢE），或脾与局限性结外器官受累（ⅢSE）。

Ⅳ期：1 个或多个结外器官受到广泛性播散性侵犯，伴或不伴淋巴结肿大。肝或骨髓只要受到累及均属Ⅳ期。

A 组：无全身症状。

B 组：有全身症状，包括不明原因的发热（>38℃，连续 3 天及以上）、盗汗（连续 7 天及以上）或体重减轻（6 个月内下降 10% 以上）。

15. 早期霍奇金淋巴瘤的预后不良因素有哪些？

不同的研究组织针对确定早期霍奇金淋巴瘤的**预后**不良因素存在差异，常用的因素：

（1）巨大肿块：纵隔肿物占胸腔横径的 1/3 以上，或任何肿块直径 >10cm。

（2）红细胞沉降率（血沉，ESR）≥ 1 小时 50mm。

（3）3 个以上淋巴结区域受累。

（4）≥2 个淋巴结外器官受累。

（5）B 症状：不明原因的发热、盗汗或体重下降。

其中，只要有 1 条存在，就判断为具有**预后**不良因素，属于**预后**不良型的早期霍奇金淋巴瘤。

16. 晚期霍奇金淋巴瘤的预后不良因素有哪些？

晚期霍奇金淋巴瘤的**预后**不良因素包括患者自身、肿瘤分期和实验室检查三方面，具体包括：

（1）男性患者，年龄>45 岁。

（2）分期：Ⅳ期。

（3）实验室检查：①血红蛋白<105g/L；②血白蛋白<40g/L；③白细胞计数>15×10^9/L；④淋巴细胞计数<0.6×10^9/L 或占白细胞比例<8%。

17. 具有预后不良因素意味着什么？

淋巴瘤属于可以治愈的肿瘤。是否具有**预后**不良因素，将影响患者治疗的疗效和治愈率。也就是说具有的**预后**不良因素越多，**预后**指数评分越高，则治愈率越低；反之，如果没有**预后**不良因素，治愈率就会相对比较高。

18. 国际预后指数评分体系是什么？

国际**预后**指数（IPI）是针对侵袭性非霍奇金淋巴瘤患者生存预期进行评估的体系，按患者年龄、行为状态、分期、乳酸脱氢酶（LDH）水平和淋巴结外受侵的部位数目，分别计分统计，具体如下：

国际预后指数评分体系

指标	0 分	1 分
年龄	≤60 岁	>60 岁
行为状态（ECOG 评分）	0 或 1	2，3，4
Ann Arbor 分期	I 或 II	III 或 IV
LDH	正常	高于正常
结外病变受侵部位数	<2 个部位	≥2 个部位

　　每一**预后**不良因素计数为 1 分，上述 5 项指标评分的总和即为国际**预后**指数（IPI），根据 IPI 进行危险度分型，0~1 分为低危，2 分为中低危，3 分为中高危，4~5 分为高危。

19. aaIPI 评分是什么？

　　aaIPI 评分即经年龄校正的国际**预后**指数，针对≤60 岁的侵袭性非霍奇金淋巴瘤患者，包括行为状态、乳酸脱氢酶水平、临床分期三项。

　　（1）行为状态（ECOG 评分）：2~4 分。

　　（2）血清乳酸脱氢酶（LDH）水平：>正常。

　　（3）临床分期：III~IV 期。

　　根据 aaIPI 评分的危险度分型：0 分为低危，1 分为低中危，2 分为中高危，3 分为高危。

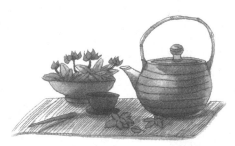

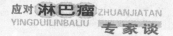
20. 在滤泡淋巴瘤中的 FL-IPI 评分的意义是什么？

即作为滤泡淋巴瘤预后判断的国际预后指数，包括乳酸脱氢酶水平、累及的淋巴结区域数目、年龄、临床分期、血红蛋白水平五项。

（1）血清乳酸脱氢酶（LDH）水平>正常。

（2）累及的淋巴结区域数目≥5 个。

（3）年龄≥60 岁。

（4）临床分期：Ⅲ～Ⅳ期。

（5）血红蛋白<120g/L。

根据 FL-IPI 评分的危险度分型：0～1 分为低危，2 分为中危，≥3 分为高危。

21. 为什么病理学诊断是确诊淋巴瘤的"金标准"？

病理学诊断不仅是淋巴瘤，也是所有恶性肿瘤诊断的"金标准"。

病理学诊断之所以在临床医学中处于关键位置，是因为它可以为疾病的诊断、分类和确定治疗方案，以及为判断疾病进展、预后和疗效提供客观依据。因此，病理学被誉为疾病诊断的"金标准"。

病理学诊断是最高级别的诊断依据，因为它是综合应用解剖学、组织学、生物学、微生物学等多学科基础知识，通过显微镜来观察、分析病变部位的组织结构、细胞形态的改变，从而鉴别和判断疾病本质的一部医学"放大镜"。临床医生根据病理学诊断对症下药——确定治疗方案，如身体某处淋巴结肿大，可能是一般性炎症引起的反应性增生，或结核菌感染；也可能是原发恶性肿瘤，或身体其他部位恶性肿瘤转移至此。病理学诊断就是鉴别这些可能性，并从中做出正确判断的最高级别的诊断。

22. 淋巴结穿刺可以诊断淋巴瘤吗？

淋巴造血系统肿瘤，包括淋巴瘤，是目前所有恶性肿瘤中分类最为复杂的肿瘤。淋巴瘤分类结合了组织结构、细胞形态、免疫表型及分子遗传学等多种特征。因此，要求有充分的肿瘤组织是诊断淋巴瘤的前提，是否能够提供充分的素材，将直接影响诊断者能否从中获得充分的诊断依据。然而，因为穿刺**活检**获得组织量有限，不能观察淋巴结全貌及结构变化，且细胞容易被挤压变形，经常导致鉴别诊断困难；其次，所有疑为淋巴瘤的病例均需要**免疫组化**检测协助分类，必要时还需做分子遗传学检测，但往往因受**活检**组织量的限制，难以满足进一步做鉴别诊断工作的需要。所以，若怀疑淋巴瘤最好能切取完整淋巴结做病理检查。如果是深部病灶难以切取**活检**，至少应在 B 超或 CT 引导下行粗针穿刺**活检**。必要时可能需要开腹、开胸探查术切取组织。

23. 什么是免疫组织化学染色？

免疫组织化学是根据免疫学抗原-抗体特异性结合的原理，用标记抗体寻找组织细胞中抗原的方法，来检测组织细胞中可能存在的某种蛋白分子。当肿瘤形态不典型，需要与其他肿瘤相鉴别时需要作此类检测，进行肿瘤性质和病理类型的鉴别。

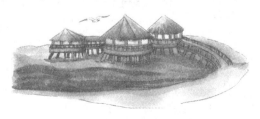

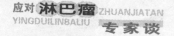

24. 穿刺活检会引起淋巴瘤扩散吗？

有的患者担心穿刺可能会造成淋巴瘤细胞转移。从理论上说，淋巴瘤或者其他恶性肿瘤，即便不穿刺，肿瘤细胞也会侵犯到邻近器官组织，也会侵入肿瘤内部丰富的血管和淋巴管，随着血液和淋巴液广泛播散，这是恶性肿瘤的生物学行为特性。部分患者在穿刺后确实会出现穿刺点周围的淋巴瘤生长增快、增大明显的情况，但是只有明确病理诊断后，才能因病施治，所以穿刺是必须的。而且，在穿刺获得明确诊断后，可以尽快开始治疗，淋巴瘤通常对放、化疗敏感，开始治疗后肿瘤往往会迅速缩小，并不影响治疗的效果和**预后**。

25. 淋巴结进行穿刺病理检查后，为什么还"建议淋巴结活检"？

淋巴瘤的分类综合了组织学形态、免疫组织化学及分子遗传学特征等，因此，需要有充分的肿瘤组织来进行上述检测以获得最终诊断。很多情况下，正常的淋巴细胞和淋巴瘤的细胞在细胞学上并无明显区别，而是需要观察整个淋巴结的结构变化和进行必要的辅助检测。当遇到穿刺**活检**标本的组织学形态不典型、肿瘤组织量有限或细胞被挤压变形等情况，对于淋巴瘤的诊断及分类存在较大的局限性。此时病理医生会在报告中"建议切取**活检**"，以争取获得正确诊断的机会，从而指导临床医生制订正确治疗方案。

26. 在淋巴瘤治疗后出现新的淋巴结肿大，需要再次活检吗？

淋巴瘤的分类复杂多样，各类亚型的临床生物学行为和治疗方案不同，有些亚型间可以转化，有些因治疗药物的影响也可以出现形态和表型的变异。因此，对于淋巴瘤治疗后患者再次出现淋巴结肿大应考虑复发，有时也需要再取组织进行病理诊断。一方面是为了明确淋巴瘤是否复发，另一方面是因为某些淋巴瘤类型可能会转变为其他类型的淋巴瘤，治疗和**预后**往往也会随之而变。例如，部分惰性淋巴瘤，随着疾病进展有可能演变成侵袭性淋巴瘤，故一旦怀疑病情进展迅速，与惰性淋巴瘤常规症状不符，则应再次进行淋巴结**活检**以了解病情变化。

27. 淋巴瘤的病理分型有哪些？

淋巴瘤是原发于淋巴结或淋巴组织的恶性肿瘤。通常将淋巴瘤分为霍奇金淋巴瘤和非霍奇金淋巴瘤两大类，前者包括四种经典类型和一种特殊的类型，后者根据细胞来源分为 B 细胞和 T 细胞源性，根据 WHO 2008 年发表的造血和淋巴肿瘤分类，进一步分为数十种不同的类型。不同类型的淋巴瘤**预后**和治疗方法是完全不同的。

28. 淋巴瘤的准确诊断必须进行免疫组化检测吗？

是的。免疫组织化学检测是淋巴瘤诊断所依据的所谓"四位一体"原则之一，即临床表现、组织学形态、免疫表型、分子

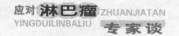

遗传学。

如果病理诊断初步考虑为淋巴瘤，还需要进行多种**免疫组化**染色进一步确诊。即便确诊了淋巴瘤，也要继续进行**免疫组化**等检测协助病理分型，因为目前已知淋巴瘤有近 70 种类型，不同类型淋巴瘤的治疗方法、治疗方案、治疗效果和**预后**的差别都非常明显。

29. 诊断淋巴瘤为什么需要进行分子病理检测？

淋巴瘤的诊断和鉴别诊断是病理诊断的难题之一。有些病理形态学和（或）**免疫组化**检测结果不典型，导致淋巴结良、恶性增生的鉴别或具体亚型分类困难，需进一步进行分子病理检测，如淋巴瘤细胞受体基因克隆性重排检测可协助良、恶性鉴别及 T 细胞、B 细胞来源鉴别，有些淋巴瘤亚类存在特异性的染色体异常，可通过荧光原位杂交（FISH）检测来明确亚型分类。

30. 什么是基因克隆性重排？结果有何提示？

淋巴细胞受体基因重排指的是不同的淋巴细胞的受体基因的免疫球蛋白（Ig）或者 T 细胞受体（TCR）片段在细胞分化过程中发生的重新排列组合。正常淋巴细胞增殖时其基因重排是随机的，细胞表现为多家族和多克隆性。而在淋巴瘤发生过程中，淋巴细胞某一个或几个 Ig 或 TCR 基因家族会发生针对性和选择性重排，导致 Ig 或 TCR 基因单克隆性表达，使淋巴细胞呈现为克隆性增殖，导致在淋巴结、外周血或者骨髓细胞中出现 1 个或 2 个主要淋巴细胞克隆，为单克隆性。淋巴细胞受体基因单克隆重排是淋巴细胞肿瘤的典型特征。

对于淋巴瘤的诊断，组织形态学结合免疫组织化学诊断是目前最重要的方法，但仍有一些病例不能确诊。Ig 和 TCR 基因家族的单克隆重排是淋巴瘤细胞群的重要特征，可用于辅助诊断淋巴瘤。

淋巴细胞受体基因克隆性重排检测对淋巴组织病变的良、恶性鉴别诊断及 T、B 细胞来源亚型分型有重要的提示意义。但是，和其他检查一样，其检测也有局限性，有可能出现**假阴性**和**假阳性**的结果。因此，淋巴瘤诊断不能完全以此下结论，需要结合其他病理临床检查。

31. 为什么淋巴瘤有时病理诊断还不能确诊，甚至不同病理医生间的诊断意见会有较大差异？

恶性淋巴瘤的诊断和鉴别诊断是临床病理诊断中的难题之一。经常会遇到一些疑难切片，各位病理专家的意见有时完全不同，许多临床医生和患者都十分困惑，病理诊断不是被称为"金标准"吗，为什么连良、恶性的判断都有那么大争议？淋巴结和淋巴组织是人体的健康屏障。人体淋巴网状组织由 T 淋巴细胞、B 淋巴细胞、组织细胞和树突细胞等免疫活性细胞组成，该组织受到抗原性刺激就能产生免疫反应性增生改变，组织学复杂多变，可出现正常组织结构的紊乱、大细胞增生、核分裂象增多等假恶性征象；而有很多恶性淋巴瘤在细胞形态上反而缺乏异形性，貌似"善良"，所以导致淋巴组织良性增生与恶性淋巴瘤的鉴别诊断十分困难。同时，有些病例还存在肿瘤组织局限性和检测手段的局限性。因此，与其他恶性肿瘤相比，淋巴瘤的病理诊断更为困难，也更容易被误诊。这是由人体淋巴组织的特殊使命和当今医学的局限性造成的，即便全世界最优秀的病理专家也难

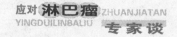

以做到百分之百的正确诊断和分型。对于有疑问的病例，可能需要多位经验丰富的病理专家进行会诊。甚至为了取得满意的病理组织需要反复取**活检**，虽然繁琐又延误时间，但是本着对患者高度负责的态度，这是必需的过程，需要患者和家属的理解和耐心。

32. 淋巴瘤与"淋巴癌"是一种疾病吗？

我们经常能够在非医学专业期刊或媒体中看到或听到"淋巴癌"这样的疾病名称，其实这与医学诊断名称中的"恶性淋巴瘤"含义是完全不同的，很容易混淆视听，被老百姓误解。首先，这两类疾病的来源不同。淋巴瘤是发生于淋巴造血系统的一类恶性肿瘤，不论病变是表现在淋巴结还是结外组织器官；而"癌"则是上皮来源的恶性肿瘤，癌细胞会随着人体淋巴系统转移到身体的各处淋巴结，也表现为淋巴结肿大，但是这些肿大的淋巴结病理诊断的结果是"淋巴结转移性癌"，治疗方案将根据原发病变的情况而制订。例如，"肺癌锁骨上淋巴结转移"，治疗是根据肺癌的治疗模式而定；如确诊原发淋巴结的"恶性淋巴瘤肺受侵"则是根据淋巴瘤的治疗模式而定，这两种疾病的治疗模式、使用的药物和**预后**都相差甚远。

33. 出现淋巴结转移就是患了淋巴瘤吗？

一些治疗前或治疗后的肿瘤患者在进行体检或影像学检查时会发现某些部位的淋巴结肿大，主管医生及影像诊断医生会根据患者的症状、体征以及影像学的检查结果，综合判定有些患者为淋巴结转移。其中一些患者经淋巴结穿刺**活检**或淋巴结切除病理检查确诊为淋巴结转移。

看到淋巴结转移这个结果后，一些患者，尤其是一些患过恶性肿瘤的患者以为自己又患了淋巴瘤。其实，这是一种误解。

淋巴结转移和淋巴瘤是两种完全不同的疾病，淋巴结转移是指某部位或脏器的原发恶性肿瘤细胞由原发部位转移到淋巴结，这往往意味着肿瘤的病程进入了中期或晚期。对此治疗要依据原发肿瘤的特点决定治疗方案，包括手术、化疗和放疗等。

而淋巴瘤是原发于淋巴结的恶性肿瘤，依据病变的范围可分为早期、中期和晚期。治疗上是依据淋巴瘤的分型决定治疗方案。

34. 在淋巴瘤的影像诊断中，常用的检查方法有哪些？

常用的影像检查方法包括 CT、PET-CT、MRI、超声、胃肠道钡剂造影。CT 是最常用的影像检查方法，PET-CT 是淋巴瘤分期、评价疗效和判断肿瘤残存或复发的最佳检查方法。MRI 能更好显示中枢神经系统、骨骼和肌肉系统等病变。

35. 如何应用 PET-CT 来判断淋巴瘤的分期？

PET 是正电子发射计算机断层显像，是 positron emission tomography 的英文缩写，是一种进行功能代谢显像的分子影像学设备。PET 检查采用正电子核素作为示踪剂，现在临床上多采用 18FDG 通过病灶部位对示踪剂的摄取了解病灶功能代谢状态。

CT 是计算机体层扫描，是 computed tomography 的英文缩写。CT 是利用 X 线对人体进行体层扫描检查。

PET-CT 检查结果可以明确病变位置、形态、大小、数目、

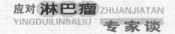
密度、放射性浓聚程度，尽可能做到影像学诊断的"四定"，即定位、定性、定量和定期。

18F-FDG PET 显像在恶性淋巴瘤中的应用主要体现在以下几个方面：

（1）淋巴瘤的诊断和临床分期：根据恶性肿瘤细胞高度摄取和利用葡萄糖的代谢特点，18F-FDG PET 显像可以灵敏地显示肿瘤病灶，并可以发现正常大小、但受肿瘤细胞浸润的淋巴结，所显示的阳性病灶有助于针对性选择穿刺活检部位，从而提高穿刺活检的成功率和阳性率。由于淋巴瘤可发生于全身任何部位，其分期与病变范围关系密切，而 PET 显像一次扫描就可以获得全身组织、脏器的葡萄糖代谢信息，非常有助于观察淋巴瘤的全身累及和扩散情况，据此对淋巴瘤做出更为准确的分期。PET-CT 对于淋巴瘤常见的亚型，如霍奇金淋巴瘤、滤泡性淋巴瘤、弥漫大 B 细胞淋巴瘤、套细胞淋巴瘤等的阳性检出率较高，而对于边缘区淋巴瘤、外周 T 细胞淋巴瘤、黏膜相关性淋巴瘤、结外边缘区 B 细胞淋巴瘤和伯基特淋巴瘤等少见亚型的阳性检出率相对较低。

（2）治疗中进行再分期，指导调整治疗方案：淋巴瘤治疗的最终目标是通过各种治疗彻底清除体内的肿瘤细胞，所以准确、及时的疗效监测是提高治疗水平的前提条件。恶性淋巴瘤对 18F-FDG 代谢程度与肿瘤细胞增殖率呈正相关，所以 18F-FDG PET 显像可以用来监测肿瘤对治疗的反应，从而准确判断淋巴瘤的疗效。CT、MRI 和超声等常规形态学显像对淋巴瘤治疗效果的评价是基于治疗前后肿瘤病灶大小和数目的变化，但治疗有效引起的肿瘤病灶形态学变化一般要滞后于肿瘤细胞代谢活动降低和死亡，在常规显像上病灶肿块可持续存在，在一定时间内大小变化不明显，所以病灶大小不能及时反映治疗的有效性。18F-FDG 显像是通过肿瘤代谢活性反映疗效，肿瘤病灶摄取 18F-

FDG 降低或消失是临床或亚临床水平治疗有效的早期标志，18F-FDG 代谢无变化或进一步升高则是治疗效果不佳和无效的反映，因此，18F-FDG PET 显像能早期反映和评价治疗方案，并且在治疗前后进行系列 18F-FDG 显像**随访**观察，对恶性淋巴瘤的疗效判断有独特价值，能及早发现化、放疗后残存及复发病灶，以便及时修正治疗方案。

临床研究显示，对于治疗中 PET-CT 评价阴性的患者，其治疗后复发率降低，长期无复发生存和总生存明显优于评价阳性的患者。

36. 胸部 X 线摄片在恶性淋巴瘤患者中有哪些作用？

胸部 X 线摄片是一种最基本的影像检查方法，是目前许多基层医院检出胸部病变的常用影像检查方法，在淋巴瘤患者中可检出纵隔增宽、肺门影增大、肺实质病变等，但会遗漏或误诊很多病变，目前，其作用和地位已被胸部 CT 取代。

37. 为什么淋巴瘤患者在做 CT 时常被要求做增强 CT 扫描？

CT 平扫时淋巴瘤病变常常与周围组织和器官之间的密度差别较小，反映的病变特征信息较少，不利于病变的检出及明确诊断；增强 CT 扫描可增加病变与周围组织、结构之间的密度差别、显示病变的强化特点，有利于病变的检出及明确诊断，如怀疑胸膜受侵的病例行胸部增强 CT 扫描，有强化的受侵病变在无强化的胸腔积液衬托下显示的非常清楚。

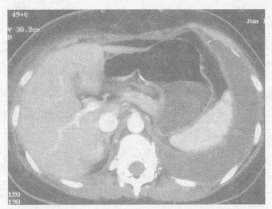

增强 CT 扫描显示，在无强化的胸腔积液衬托下可清晰显示胸膜受侵病灶

38. 为什么 CT 是目前淋巴瘤分期的主要影像学检查方法？

CT 具有简便、快速等诸多优势，一次可完成较大范围扫描，且有较高的空间分辨率，故 CT 成为目前淋巴瘤分期的主要影像

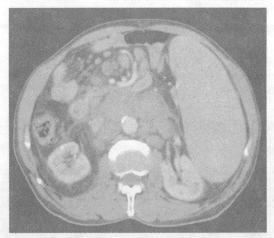

增强 CT 扫描显示，腹腔及腹膜后多发大小不等淋巴结肿大，脾明显增大

学检查方法。

39. MRI 有哪些优势？在恶性淋巴瘤患者中如何应用？

MRI 无 X 线辐射，可以任意层面成像（如横断面、冠状面、矢状面等），成像参数很多，能更多反映人体组织病理、生理等信息，且软组织对比分辨率较高。

MRI 对中枢神经系统（脑及脑膜受侵、脊髓受侵、骨髓浸润）和骨骼肌肉系统淋巴瘤具有独特的优越性。还可用于不能进行 CT 扫描的患者或进一步评估被 CT 检出的不能确定的病灶。在通常情况下，MRI 是 CT 的补充，它不能像 CT 那样用于全身性病变的评估，尤其不适合对肺实质的病变进行诊断、评估，但可以对 CT 难以定性的病变（如肝、脾、胰腺等）进一步解释。

40. PET-CT 在恶性淋巴瘤患者的诊治中的作用是什么？

FDG-PET 在检出淋巴瘤病变及淋巴瘤分期方面的能力较强（敏感性 80%～100%），在判断肿瘤残存及复发方面亦有较高的准确性，有助于评估疗效。FDG-PET 的局限性在于无法像 CT 提供解剖学图像，炎性病变可造成**假阳性**，低度恶性淋巴瘤仅有较低的 FDG 摄取活性。而 PET-CT 允许两种影像检查模式的图像在同一个体获得。可同时得到解剖学图像（CT）及功能图像（PET）。在有条件的情况下可用于淋巴瘤的诊断、分期、随诊，其敏感性及准确性高于单独使用 CT 或 PET。

41. 超声波检查在淋巴瘤患者中的作用有哪些？

超声波检查不是淋巴瘤分期的常规方法。常可进行超声导引下穿刺活检；可用于显示浅表淋巴结受侵情况及其后的随诊；在显示睾丸受侵方面很有优势。可显示腹、盆腔淋巴结及实质脏器的病变，但由于受到患者肥胖/肠气干扰等影响，超声波检查不能取代 CT 在淋巴瘤中的作用。

42. 在评价淋巴瘤治疗效果时为什么要用影像学检查？

准确评估治疗效果对指导临床治疗十分重要。CT 是目前淋巴瘤患者疗效评估的最重要的影像方法。现代 CT 由于有极佳的空间分辨率，可以准确评估肿瘤病灶的缩小或增大，从而判断病情是缓解或进展。但经过治疗后大约 40% 的恶性淋巴瘤患者有残留肿块，CT 有时难以明确残留肿块内有无存活肿瘤细胞，抑或纤维化或炎性病变。而 FDG-PET-CT 可区分残存肿块的存活肿瘤、纤维化以及坏死；同时 FDG-PET-CT 还可在治疗的早期阶段判断治疗方法是否有效，在霍奇金淋巴瘤及高度恶性非霍奇金淋巴瘤的患者中，如果治疗有效则可在化疗开始 7 天内显示肿瘤病灶的放射性摄取明显下降。

43. 对淋巴瘤患者进行随访时，为什么有时需要用影像学检查方法？

定期影像学随诊可在患者出现症状或体征前发现复发肿瘤。目前 CT 是最重要的随诊方法。如果临床怀疑复发或进展，胸部、腹部及盆腔的检查（CT）是合适的，而 MRI 不是常规的检查方法，只在需进一步明确诊断（如 CT 检出的残存肿块内是否有存活肿瘤）时才被选择。可推荐的随诊频度：在治疗后 3 年内每 3～6 个月随诊 1 次，以后 1 年随诊 1 次。同时应根据临床医生判断及怀疑复发的解剖部位选择影像检查方法。

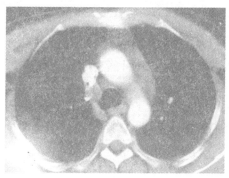 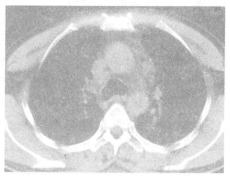

A   B

A. 恶性淋巴瘤放、化疗后，纵隔内仍可见残存淋巴结；B. 随诊 CT 显示纵隔淋巴结无变化、稳定，同时可见纵隔两侧放射后纤维化

44. 如何应用影像学检查方法对淋巴瘤患者进行分期？

现代 CT 在分期中仍担当重要角色，有较高的准确性，尤其增强 CT 扫描能提供非常重要的信息，特别是在结外器官受侵方面。应行颈部 CT、胸部 CT 及腹部盆腔 CT 扫描。但 CT 在有些方面，如正常大小淋巴结受侵、脾受侵、骨髓浸润等方面准确性低。当怀疑结外器官受侵时，MRI 作为重要补充手段可对软组织、脊髓、脑受侵等行进一步评估。FDG-PET-CT 在霍奇金淋巴瘤及高度恶性非霍奇金淋巴瘤分期方面好于 CT。PET-CT 已在许多医疗机构成为淋巴瘤分期的重要方法之一，在治疗后再分期上

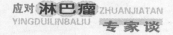

亦起着重要的作用。

45. 淋巴瘤患者胸部 CT 检查可显示哪些病变？

胸部 CT 扫描不仅可显示淋巴瘤侵犯纵隔、肺、胸壁等情况，还可及时发现胸内并发症，如肺部机化性感染、药物性肺损伤、肺放疗后纤维化等。

46. 淋巴瘤患者怀疑乳腺受侵时应如何应用影像检查？

影像学检查方法以乳腺 X 线片辅以超声成像为主，CT 扫描不是乳腺受侵的常规影像方法，但有利于晚期患者病变范围的显示。MRI 有助于疑难病变的释疑、检出多灶病变及评估疗效等。

47. 淋巴瘤累及中枢神经系统时如何选择影像学检查？

MRI 是中枢神经系统淋巴瘤首选的检查方法，如果患者有 MRI 禁忌证，增强 CT 扫描将被推荐使用。

48. 淋巴瘤患者怀疑骨髓受侵时应如何选择影像学检查方法？

MRI 是首选的检查方法，T1W 呈低信号，T2W 脂肪抑制序列呈高信号，高级别淋巴瘤常表现为局灶性病变，而低级别淋巴瘤常表现为弥漫性侵犯。MRI 可用于监测病变，评估疗效。

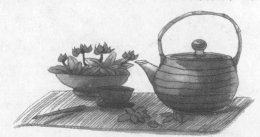

49. 淋巴瘤患者的外周血检查会有改变吗？有何改变？

早期一般无特殊改变。贫血见于晚期或合并溶血性贫血者。白细胞除骨髓受累之外一般正常，嗜酸性粒细胞增多，以霍奇金淋巴瘤常见。约有 1/3 晚期霍奇金淋巴瘤患者淋巴细胞绝对值减少。血小板下降提示可能有骨髓受累，或继发于脾功能亢进。

50. 淋巴瘤患者的骨髓检查会有改变吗？有何改变？

骨髓未受淋巴瘤侵犯之前，一般无异常。在霍奇金淋巴瘤患者的骨髓涂片中找到 Reed-Sternberg 细胞对诊断骨髓受侵有价值。在发生骨髓转移的非霍奇金淋巴瘤患者的骨髓涂片中可见幼稚淋巴细胞或淋巴瘤细胞。

51. 淋巴瘤患者需做哪些生化检查？

红细胞沉降率（血沉）加快提示病情处于活动期；乳酸脱氢酶（LDH）升高反映瘤细胞增殖速度快，超过正常上限值提示非霍奇金淋巴瘤的患者**预后**不良。碱性磷酸酶升高可能有肝或骨骼受累。肝受累者同时可伴有 5-核苷酸酶升高。高钙血症提示有骨侵犯，此种变化可出现于 X 线改变之前。脑脊液蛋白升高提示有中枢神经系统受累的可能。

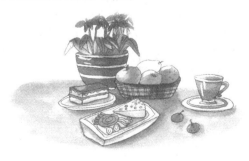

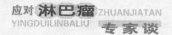

52. 骨髓穿刺细胞学检查对淋巴瘤的诊断和临床分期有什么作用?

骨髓穿刺细胞学检查对淋巴瘤的诊断和临床分期有重要价值,尤其对无淋巴结病理证据的患者可提供诊断依据,伴有骨髓浸润患者为临床晚期,可能进展为白血病。当血小板计数减少时应常规行骨髓细胞学检查,以鉴别引起血小板减低的原因,是骨髓生成减少,还是外周破坏增多。如患者起病时白细胞升高、血小板计数降低,应及时行骨穿检查,当用药后出现**骨髓抑制**时再行骨穿,容易掩盖真实病情。

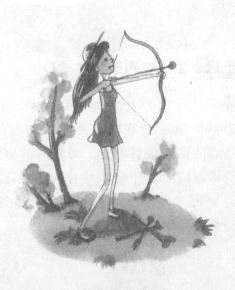

三、治疗篇

53. 治疗淋巴瘤的方法有哪些？

淋巴瘤的治疗需要综合多种有效的治疗方法，目的是尽可能地使患者达到治愈、延长生存时间。主要的治疗方法包括：①内科治疗：包括化疗、免疫治疗、靶向治疗、自体造血干细胞移植、异基因造血干细胞移植；②放射治疗；③外科手术治疗。

54. 什么是综合治疗？

综合治疗的概念是根据患者的具体情况，如身体情况、病理类型、侵犯范围（病理分期）和发展趋势，合理、有计划地应用现有治疗手段的最佳组合，以期较大幅度地提高治愈率、延长生存期、提高患者生活质量。肿瘤的综合治疗并不是简单地将手术、化疗、放疗、生物治疗和中医药治疗等几种治疗方法进行组合，而是一个系统的治疗过程，是一个有计划、有步骤、有顺序的因人而异个体化治疗的综合，需要手术、放疗和化疗等多学科有效地协作才能顺利完成。综合治疗方案不是一个机械不变的模式，在具体诊治过程中，会随着诊断的逐步完善和疗效的差异等予以适当调整。

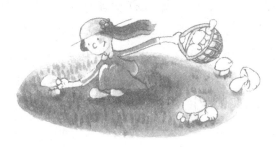

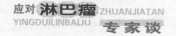
55. 淋巴瘤患者一定要化疗和放疗吗？吃中药行吗？

淋巴瘤属于可以治愈的肿瘤，主要的治疗方法是化疗和放疗，手术切除不是主要的治疗手段。虽然放疗和化疗对身体有损伤、不良反应和并发症，但是为了对抗肿瘤，在患者身体能承受的情况下，治疗应是最好的选择。因此诊断淋巴瘤后，应树立治愈疾病的信心，积极接受治疗，如果一味的逃避治疗和恐惧治疗的不良反应，只能耽误病情，失去获得最好治疗效果的时机。

中药治疗是我国的传统文化瑰宝，有其独到之处。但是，它的治疗更强调个体和经验，整体有效率比较低。目前中医并没有证明可以治愈淋巴瘤。大多数治疗是通过调整人体的功能达到间接对抗肿瘤的目标，虽然损伤小，但起效慢，病情很难控制。也有治疗性的中药，能杀伤肿瘤细胞，但其有效成分对人体损伤也大。

56. 淋巴瘤能不能手术切除？淋巴瘤主要的治疗方法是什么？

手术不是治疗淋巴瘤的主要手段。主要是基于两方面：①淋巴组织遍布全身，淋巴瘤细胞可以沿着体内密布的淋巴管到达身体的任何部位。虽然淋巴瘤常表现为身体某处的淋巴结增大，但是在没有肿大的淋巴结或身体的任何组织和器官中可以已经存在淋巴瘤，只是肿瘤细胞的数量较少。所以仅切除肿大的淋巴结并不能治愈淋巴瘤；②淋巴瘤通常对化疗和放疗非常敏感，通过化放疗联合治疗，大部分肿瘤可以明显缩小，部分可以治愈。所以化疗和放疗是淋巴瘤的主要治疗方法。

（一）外科治疗

57. 淋巴瘤一般在什么情况下需要选择手术治疗呢？

淋巴瘤的治疗以化疗和放射治疗为主，通常不采用手术切除。手术切除仅用于受累淋巴结或组织的切取**活检**；或存在化放疗禁忌，以及对化放疗不敏感的患者。为了明确诊断淋巴瘤的具体病理类型，通常需要切除完整的肿大淋巴结，如果肿大的淋巴结位于身体的浅表部位，单纯的门诊手术切除就可以了。但如果仅有深部的淋巴结受累，如腹腔或腹膜后的肿大淋巴结，可能还要选择腹腔镜或开腹手术进行切除**活检**。还有一些起源于淋巴结外器官和组织的淋巴瘤，如甲状腺、肺的黏膜相关淋巴瘤，如果病变局限，有时也先行手术切除。另外就是存在化放疗禁忌的患者，如原发胃肠道的淋巴瘤，当伴有穿孔或严重出血时，可以选择先进行手术切除后再开始化疗或放射治疗。

58. 什么是择期手术、限期手术和急诊手术？

外科手术根据疾病的危急程度分为择期手术、限期手术和急诊手术。

急诊手术是指需要在最短的时间内必须进行的紧急手术，否则会危及患者的生命，如肝、脾破裂导致出血的手术。

限期手术是指需要在一定限期内实施的手术，即外科手术时间不宜过久延迟，手术前也有一定的准备时间，否则会影响其治疗效果或失去治疗的有利时机的一类手术，如各种恶性肿瘤的根治性手术。

择期手术是指可以选择适当的时机实施的手术，手术时机的把握不致影响治疗效果，允许术前充分准备或观察，再选择最有利的时机施行手术，如对良性病变进行的手术、整形类手术等。

59. 手术前患者为什么要做全面检查？

外科手术是一项有创伤性的诊疗手段，并伴有不同程度的风险。因此，在手术前进行全面的检查是了解患者身体状况、疾病情况、手术耐受能力和可能出现的风险的重要步骤。检查一般包括常规检查和专科检查两方面。手术前常规检查主要包括血液常规及血型、尿常规、便常规、心电图、胸部正侧位 X 线片、超声波检查、肝肾功能、血液电解质、**生化全套**、血糖、出凝血功能、**乙肝两对半**、丙肝、艾滋病、梅毒等相关病原学检查。专科检查则要根据病变的部位进一步行影像造影、CT、MRI 等大型仪器设备的检查，**腔镜检查**、相关肿瘤标志物检查、细胞学检查、肿瘤组织**活检**或穿刺**活检**病理学检查，所有这些都是为准确诊断，仔细制定手术计划，更好地完成手术，保障患者健康。

60. 术前需要履行哪些知情同意手续？什么人有资格签署手术知情同意书？

患者知情同意即是患者对病情、诊断和治疗（如手术）方案、治疗的益处及可能带来的风险、费用开支、临床试验等真实情况有了解与被告知的权利，患者在知情的情况下有选择接受与拒绝的权利。按卫生部要求应由患者本人签署知情同意书。当患者不具备完全民事行为能力时，才会由其法定代理人签字；患者因病无法签字时，也可以由其授权的人员签字。患者的知情同意选择权是每一个患者都具有的权利，知情同意书可以作为医疗机构履行说明告知义务的证据，也是患者及家属行使知情权的证据。让患者及其亲属能客观认识诊疗目的、效果、可能产生的并发症及意外等情况，充分享有知情权。

在患者接受诊治的过程中，需要患者履行的知情同意手续包括以下几个方面：

（1）术前、术中知情手续：所有手术前主管医生会与患者进行术前谈话，并签署手术知情同意书，其内容包括术前诊断、手术指征、手术方式、可选择的诊疗方法及优缺点、术中和术后的危险性、可能的并发症及防范措施。术中置入身体的内置物（如吻合器、固定器等），术前谈话中会记明选择的类型；术中病情变化或手术方式改变需及时告知患者家属并由被委托人书面在告知单上签名。手术的不确定因素较多，手术引起患者新的疾病甚至死亡的风险与疾病的治疗效果相伴相随。有时候手术可能达不到根治疾病的目的，达不到患者希望的理想状态，甚至使患者失去生命。手术风险具有不确定性、不可预测性等特征。

（2）如果在治疗中进行临床试验、药品试验、医疗器械试验及其他特殊检查、特殊治疗，主管医生将在治疗前向患者及家属告知相关情况，征求意见，由患者及家属签署同意检查、治疗的知情同意书。

（3）创伤性诊疗知情手续：对患者进行任何创伤性诊疗均需进行谈话告知并签写同意书；内容包括当前的主要病情、采取创伤性诊疗活动的目的及必要性、医疗风险、其他可选择的诊疗方法及优缺点、可能的并发症、注意事项及防范措施。

（4）麻醉知情制度：在进行麻醉操作前，麻醉医生会告知患者相关情况并由患者或被委托人签写同意书；告知内容包括术前诊断、麻醉名称及方式、麻醉风险、防范措施。

（5）输血知情制度：输血前经管医生会向患者告知相关情

况并由患者或被委托人签写同意书；告知内容包括输血的目的、必要性、种类、数量、可能发生的风险、并发症及防范措施。

61. 手术前医生找患者谈话，患者及家属应该了解哪些内容？

手术前的患者和家属最重要的是要解除思想顾虑，做好心理和生理各个方面的准备。患者及家属可以向主管医生或主刀医生咨询手术目的、麻醉方式、手术方式以及术中、术后可能出现的各种风险或不适等情况。同时配合医务人员的指导作好术前准备，术前因其他疾病服食药物的应向医生说明，以明确是否需要停药。

62. 为什么要签署知情同意书？

签署知情同意书是国家法律法规的要求，国务院颁布实施的《医疗机构管理条例》第33条规定："医疗机构施行手术、特殊检查或者特殊治疗时，必须征得患者同意，并应当取得其家属或者本人同意并签字；无法取得患者意见时，应当取得家属或者关系人同意并签字。"《执业医生法》第26条规定：医生进行实验性临床医疗，应当经医院批准并征得患者本人或者其家属同意。

人的生命健康权是受法律严格保护的，个人身体所蕴含的生命和健康，只有自己有处置权，其他任何人无权处置。手术这种有风险性的医疗行为包含着对患者身体，即健康权、生命权的处置。医生有手术技能，但又无权擅自处置患者身体，患者出于治疗疾病的目的，须授权医生为自己实施手术。手术知情同意书的签名正是患者对其身体支配权的外部表现形式。

63. 手术知情同意书中写了那么多并发症，是否都会发生？

并发症是指患者发生了现代医学科学技术能够预见但却不能避免和防范的不良后果，一般分为两种情况：一种是指一种疾病在发展过程中引起另一种疾病或症状，如消化道肿瘤可能引发肠梗阻、肠穿孔或大出血等并发症。另一种是指在临床诊疗和护理过程中，患者因治疗一种疾病而合并发生了与诊疗这种疾病有关的另一种或几种疾病或症状。外科手术并发症是影响手术效果极为重要的因素，也常常是损害患者健康甚至致死亡的重要原因。手术知情同意书中写的并发症均是基于手术对组织器官损坏可能带来的病症，术中、术后是否发生并发症受多种因素影响，每位患者的自身状况、疾病情况、医疗单位及医生的技术水平等许多因素都是影响并发症的因素，并发症发生的机率也受多种因素影响，如高龄患者手术并发症发生的机率就大于年轻患者。并不是手术知情同意书中写的并发症都会发生，医护人员也在尽力减少并发症的发生。

64. 手术前患者为什么需要禁食、禁水？

所谓禁食、禁水，是指禁止吃食物和饮水。一般手术前都要求患者禁食、禁水，主要目的是排空胃内容物，避免术中、术后发生呕吐造成**误吸**。因为手术操作时刺激腹膜或内脏，某些麻醉药物可刺激消化系统，造成患者呕吐。而麻醉后，呼吸道的保护性反应已减弱，故呕吐物可**误吸**入呼吸道引起阻塞或吸入性肺炎。

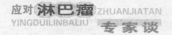

正常人胃内物质排空需要 4~6 小时，当情绪激动、恐惧、焦虑或疼痛不适时，可导致排空速度减慢，因此，成人一般在手术前 8~12 小时开始禁食，以保证胃的彻底排空。有些患者偷偷地瞒着医生和护士进食水，这是非常危险的，极易造成手术中**误吸**，甚至窒息死亡的严重后果。如果术前禁食、禁水时间不够或又吃了东西，则手术需推迟时间，甚至取消该手术。

65. 月经期患者能接受手术吗？

除非是急诊手术，对月经期患者不宜实施择期或限期手术。因为月经期患者脱落的子宫内膜含有较多纤溶酶原激活物，导致血液中纤维蛋白溶解系统活动增强，容易导致出血量增多，增加了手术危险性。此外，月经期患者抵抗力减低，增加了感染的风险；多数患者手术后需要卧床和留置导尿管，也增加了护理的难度。

66. 手术当天患者家属应该做点什么？

手术当天患者的直系亲属应该在患者进入到手术室前到达病房陪伴患者，这对患者是一个安慰。在手术进行过程中，家属需在手术等候区耐心等待，不要离开，因为在手术中如果发现一些特殊情况，医生需要及时找家属商谈，并请家属做出决策。手术结束后，患者回到病房，在向手术医生和麻醉医生了解病情后，家属就可以按照医院要求留人陪护或由院方监护。

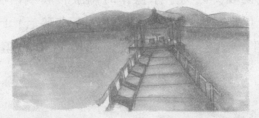

67. 手术前为什么患者需要做好心理准备？

手术前有些患者会产生焦虑、紧张、恐惧、不安及抑郁等情绪，可影响患者的睡眠、食欲等，可导致患者健康状况下降，免疫功能减退，致使机体对病毒、病菌等的抵抗力降低，还可导致患者心率加快、血压升高等问题，将会增加手术的风险及术后发生并发症的机会。因此，积极的情绪和良好的心理准备是保证手术顺利进行的首要条件。

68. 手术前为什么患者需要进行呼吸道准备？

因为手术后患者因为伤口疼痛而不敢深呼吸、咳嗽和排痰，导致呼吸道分泌物在气道内积聚，降低了肺的通气量，加重气道阻塞，造成肺不张，呼吸道易感染致肺炎。因此，手术前需要进行呼吸道准备。

吸烟的患者应该在手术前 1~2 周停止吸烟，以减少上呼吸道的分泌物。

练习正确咳痰，方法是：腹式呼吸（用鼻深吸气，尽力鼓起腹部，屏气 1~2 秒后，嘴唇微缩成吹蜡烛状缓慢呼气，呼气时腹部自然回缩）数次→深吸气→憋住气→放开声门，收缩腹肌使气体快速冲出将痰咳出。

有呼吸道炎症者，术前应用抗生素、雾化吸入等治疗，待感染控制后才可以接受手术。

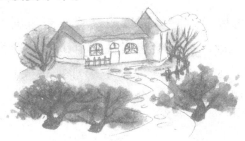

69. 手术日患者需要做什么准备？

手术日不要化妆，要去除患者的唇膏、指甲油，以便于手术中观察患者末梢血液循环情况；要取下活动性假牙，因为假牙可能会脱落而阻塞呼吸道；取下发卡、假发、金属物品、饰物等，因为金属会导电，饰物会伤及患者；将随身携带的所有贵重物品，如首饰、钱、手表，交由家属保管；助听器等可暂时戴着，便于与手术室工作人员沟通，可于手术前一刻取下。患者贴身穿着干净的病服；依照要求禁食、禁水；术前要排空膀胱，其目的是为了避免麻醉后造成手术台上排尿，避免手术过程中误伤膨胀的膀胱，避免患者手术后因受麻醉影响或麻醉未清醒而发生排尿困难。

70. 主要的麻醉方法有哪些？

主要的麻醉方法有三种：全身麻醉（简称全麻）、局部麻醉（简称局麻）和椎管内麻醉。

每一种麻醉还有许多不同的形式和操作方法，麻醉医生会根据手术方式和患者自身状况选择最佳的麻醉方法。

71. 什么是全身麻醉？

麻醉医生可以通过呼吸面罩或气管导管给患者吸入全身麻醉药，也可以通过静脉途径给患者注射麻醉药。麻醉药物产生中枢神经系统抑制，大脑不能从神经系统那里接受任何的疼痛信号，患者表现为暂时神志消失、全身痛觉丧失、遗忘、反射抑制和骨骼肌松弛。麻醉药物对中枢神经系统抑制的程度与体内药物浓度有关，并且可以控制和调节。全身麻醉期间，麻醉医生会使用各种设备严密监测患者的**生命体征**和各重要脏器的功能，适当调整麻醉深度。这种抑制是完全可逆的，手术结束后停止使用麻醉药物，体内残存的麻醉药物可以被代谢分解或从体内排出，患者的神志及各种反射会逐渐恢复。

72. 全身麻醉对大脑会不会有损伤？

常有患者问麻醉医生"全身麻醉会不会损伤大脑影响智力或记忆力？"回答是不会的。目前临床使用的所有全身麻醉药其作用都是短暂的、一过性的，即停止使用后经过短时间的代谢分解，排出体外，其麻醉作用也会完全消失，更不会遗留中枢神经系统的任何伤害和不良反应。因此，不必担心全身麻醉会损伤患者的大脑。

73. 什么是局部麻醉？

局部麻醉是将局麻药应用于身体外周局部神经时，只产生躯体某一部位的麻醉，使该部位不感觉疼痛。局部麻醉也是完全可逆的，不产生组织损害。常用的局部麻醉有表面麻醉、局部浸润麻醉和神经阻滞麻醉。表面麻醉是将局麻药与局部黏膜（如眼黏膜、鼻腔黏膜、口腔黏膜等）直接接触，穿透黏膜作用于神经末梢而产生局部麻醉作用。我们经常所说的局麻主要是指局部浸润麻醉。局部浸润麻醉是沿手术切口分层注射局麻药，麻醉组织中的神经末梢而产生局部麻醉作用。神经阻滞麻醉不是把局麻药用于神经末梢，而是把局麻药注射于神经干（丛）旁，阻断神经的传导功

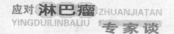

能，达到手术无痛，常用的神经阻滞麻醉有臂丛麻醉和颈丛麻醉。

74. 什么是椎管内麻醉？

广义上讲椎管内麻醉也属于局部麻醉的范畴，但所能麻醉的范围更广，因其独特的解剖特点而单归一类。硬膜外麻醉和蛛网膜下隙麻醉（简称腰麻）都属于椎管内麻醉。椎管是椎骨和周围韧带围成的管状结构，内有脊髓，脊髓周围依次有软脊膜、蛛网膜和硬脊膜包裹，硬脊膜和蛛网膜毗邻比较紧密，在椎骨和周围韧带与硬脊膜之间的潜在性间隙称为硬膜外腔，在蛛网膜与软脑膜之间的潜在性间隙称为蛛网膜下腔。在后背的适当位置经椎骨间穿刺把局麻药注入硬膜外腔即硬膜外麻醉，把局麻药注入蛛网膜下腔即蛛网膜下腔麻醉。

75. 椎管内麻醉后会不会落下腰痛的毛病？

椎管内麻醉是在后背的适当位置进行穿刺经过脊椎间的间隙给药而达到暂时阻断神经的作用，操作过程中穿刺针要依次经过腰背部特定的皮下组织、肌肉、韧带等，虽然针头非常细小可能也会导致腰背部的肌肉、韧带损伤，这些损伤的组织需要有修复的过程，所以椎管内麻醉后腰部会有轻微不适或疼痛，只要术后注意休息，一般 1~2 周后都可痊愈，不会落下长期腰痛的后遗症。

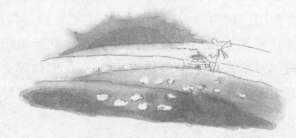

76. 什么是局麻强化麻醉？

有些可以在局部麻醉下完成的手术，当患者感觉到紧张、恐惧，甚至不能很好地配合时，需要在局部麻醉的同时辅助基础麻醉。基础麻醉就是静脉应用一些药物使患者进入一类似睡眠但非麻醉的状态，患者保留自主呼吸，对手术过程无知晓。手术过程中要求麻醉医生连续监测患者的心电图、呼吸、血氧等重要**生命体征**，掌握好用药剂量和浓度，同时要准备好急救设备，及时发现和处理一切异常情况。

77. 通常所说的"全麻"或"半麻"指的是什么？

"全麻"即全身麻醉，手术中患者将完全失去知觉和痛觉，医生经静脉将麻醉药物注入患者的体内，在患者睡着后将气管插管插入，帮助患者呼吸，并吸入麻醉气体。"半麻"包括硬膜外麻醉、腰麻（蛛网膜下腔麻醉和腰硬联合麻醉）。"半麻"下患者是清醒的，如果患者希望睡着，也可以给予镇静剂。

78. 什么是气管插管？会不会很难受？

全身麻醉后患者的自主呼吸消失，为确保患者呼吸道通畅，需要在患者的气管内置入一根气管导管与麻醉机相接行控制呼吸。气管导管通常从患者的口腔或鼻腔插入气管内，插管前麻醉医生会从静脉注射一些药物使患者意识消失、呼吸停止、肌肉松弛（临床上称为麻醉诱导），然后才行气管插管，所以患者对整个插管过程没有感觉，也不会感到难受。

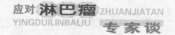

79. 什么样的治疗需要麻醉？

任何可能引起疼痛的手术和检查均有必要进行麻醉，如所有外科、妇产科、耳鼻喉科、眼科、口腔科等各种大、中、小手术，以及胃肠镜检查及治疗、支气管纤维镜检查、膀胱镜检查及治疗、人工流产手术、分娩和介入治疗等均需在麻醉下进行。

80. 麻醉有什么风险吗？

麻醉的风险性不仅与外科手术大小、种类、麻醉方法有关，而且还与患者术前的身体状况及内、外科疾病有关。实施麻醉后会影响患者生理状态的稳定性、手术创伤和失血可使患者生理功能处于**应激状态**、外科疾病以及并存的内科疾病会引起不同程度的病理生理改变，这些都能增加麻醉的风险。因此"只有小手术，没有小麻醉"。麻醉医生的工作就是使这些风险降到最低，手术前会完善一些必要的检查和准备，将患者的身体调整到最佳状态，手术过程中会利用先进的仪器随时监测患者的**生命体征**，以保证麻醉安全。如发现由于手术、麻醉或是患者原有的疾病产生威胁患者生命的问题，会及时采取各种措施，维持患者生命功能的稳定。

81. 为什么麻醉医生术前要访视患者？

为减少麻醉手术后并发症，增加手术安全性，麻醉医生需要在手术麻醉前对患者的全身情况和重要器官生理功能作出充分的评估，评定患者接受麻醉和手术的耐受力，并采取相应的防治措施，选择适当的麻醉药物及方法，这都需要手术前对患者进行访视。麻醉医生在手术前需要了解的情况包括：①病史：患者是否有心脏病、高血压、糖尿病、气管炎、哮喘、青光眼等疾病；②过敏史：患者是否对药物（尤其是麻醉药）和食物过敏，**过敏反应**是否很严重；③手术及麻醉史：患者是否接受过手术和麻醉，有无不良反应等；④生活习惯：患者是否吸烟，每天吸几支烟，是否经常喝酒，睡眠好不好等。麻醉医生根据患者的不同情况制定相应的麻醉方案，同时向患者及家属解释有关的麻醉注意事项，回答患者提出的问题。签署麻醉知情同意书和决定术后镇痛方式也是在手术前访视时完成。总之，有效的手术前访视可以让麻醉医生对将要进行的麻醉做到心中有数，是患者麻醉安全的重要保证。

82. 麻醉医生为什么要询问患者的既往病史和目前的身体状况？

因为麻醉和手术会对人体的各项生理功能产生影响，所以麻醉医生要尽可能多的了解患者的情况。麻醉医生在手术中除了使患者解除疼痛、感到舒适外，同时要全程监测患者的各项**生命体征**，保证术中各重要**生命体征**平稳。麻醉医生必须熟悉患者的身体状况及既往疾病的治疗经过，这样才能为手术选择合适的麻醉方法和监护措施，并把目前的治疗延续到手术中。对病情的详尽了解将帮助麻醉医生对麻醉、手术中发生的异常情况做出快速、准确的判断和有效的治疗。

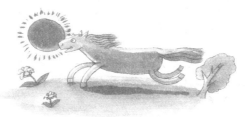

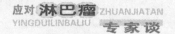

83. 麻醉医生为什么要了解患者的吸烟史和饮酒量？

香烟和酒精对机体的影响很大，有时甚至超过服用药物的作用。因为烟、酒对人体的心、肺、脑、肝等系统会产生不同的影响，所以吸烟、饮酒可改变术中药物的作用。酒精依赖症的患者中枢神经系统对吸入麻醉药和静脉诱导药有较高耐受性，故麻醉医生详细了解患者吸烟、饮酒的情况是十分重要的。麻醉医生只有充分了解患者身体状况才能提供安全的麻醉方法，所以要对医生讲实话。

84. 术前戒烟多长时间有效？

戒烟早期，有些患者咳痰量会增加，还有些患者出现新的气道反应性疾病或原有症状加重。戒烟早期还可能出现与尼古丁戒断相关的激动和焦虑症状（也就是烟瘾发作）。停止吸烟2天（至少12小时），吸烟产生的有害物质和尼古丁水平降至正常，机体由于吸烟导致的缺氧状态会有所改善，但研究表明，只有戒烟6~8周以上，手术后呼吸系统并发症才有显著降低。但癌症手术基本上都是择期手术或限期手术，往往不能等这么久才实施手术，至少在手术前戒烟2天还是应该能做到的，当然，彻底戒掉更好。

85. 手术前患者一直在服用的心血管药物（如降压药、抗凝药、治疗心律失常的药）停不停用？

降压药及治疗心律失常的药物手术前不能停，手术当天早晨也要继续服用，这样有利于手术中维持患者的循环稳定，降低手术风险。在术前、术中和术后恢复期间，对抗凝药的应用有严格的要求，要咨询主管手术医生和麻醉医生。

86. 患者可以选择麻醉方式吗？

可以。一些手术可以采用多种麻醉方法，麻醉医生在了解、分析手术要求和患者具体情况之后，将会选择一种合适的麻醉方法，并告知患者并做必要的解释。如患者对某种麻醉有自己的看法，可以对医生提出，医生会考虑患者的意见并结合麻醉原则要求制定出安全、有效、舒适的麻醉计划。

87. 为什么要签署麻醉知情同意书？家属可以代签吗？

由于个体差异及合并疾病的不同，每个人对麻醉的耐受和反应都不一样，麻醉过程中可能会出现意外和并发症。任何麻醉都伴随着一定的风险，作为患者及家人，有必要也有权利充分了解麻醉存在的风险，这就是为什么手术患者都要进行麻醉前谈话并签字的原因。

原则上只要患者有一定的认知能力，那么患者的意愿永远是第一位的，应该由患者本人签署术前麻醉知情同意书，这是患者的权利。但如果家属和患者本人有良好的沟通，家属能够代表患者的意愿，患者本人又签署了委托协议，委托给某位家属替患者做主，那么这位家属可以代签麻醉知情同意书。

88. 手术前患者特别紧张怎么办？

任何人接受手术治疗时都会紧张，这是正常的反应。消除患者的紧张心理是麻醉医生术前访视要做的一件事，访视时麻醉医生应向患者解释手术前、后的程序，患者也应要放松心情，对有疑问的问题可向医生咨询消除疑虑。患者家属应该配合医生做一些安慰工作，尽量减轻患者的紧张情绪。如果患者晚上不能入睡可告诉值班医生，值班医生可以给患者服用一些安眠药物帮助睡眠。手术前充足的休息，保持良好的体力对手术和术后恢复很重要。

89. 肿瘤患者通常采用什么麻醉方式？

肿瘤手术的麻醉方式有多种：吸入或静-吸复合全身麻醉、持续硬膜外麻醉、局部阻滞麻醉等。麻醉方式要结合肿瘤患者的具体情况及手术特点来选择，既要保证患者安全，还要满足手术中无痛、肌肉松弛、消除内脏牵拉反射等手术要求。目前，大部分肿瘤手术因为手术需要切除的范围大，对麻醉的要求较高，所以通常采用全身麻醉。也有一些短小的手术会采用其他的麻醉方式，如四肢表皮的小肿瘤可在局麻下完成、膀胱或前列腺肿瘤手术可采用硬膜外麻醉、乳腺局部切除**活检**和妇科宫颈锥形切除的手术可选用局麻强化麻醉等。

90. 术前化疗对麻醉有影响吗？

使用化疗药后会对身体各脏器产生毒性作用，主要表现为心脏毒性（心功能不全、心律失常、心电图改变等）、**骨髓抑制**、重要脏器功能损害（肝、肾、肺等）、**胃肠道反应**、**过敏反应**等，化疗药也会与麻醉药物产生相互作用，增加麻醉和手术的风险。不过作为患者不用担心，麻醉医生会根据患者的身体状态和所用的化疗药物制定相应的麻醉方案，以确保患者术中安全平稳。

91. 患者应该怎样配合麻醉和手术?

麻醉与手术能否顺利进行，除了医务人员的技术水平和认真负责的工作精神外，患者配合也十分重要。

（1）要树立信心，相信医生，放松心情。过分紧张，睡眠不好，可使手术当天血压波动，影响麻醉和手术。

（2）要严格按照医生的嘱咐进行准备。对医生要讲实话，尤其是全身麻醉手术前，是否吃了东西，是否发热，女性患者是否有月经来潮等都应先告诉医生，让医生考虑是否暂停手术，以免引起不良后果。

（3）进手术室前，要排空大、小便，戴有活动假牙的患者要取下，以防麻醉插管时脱落，误入食管或呼吸道。不要把贵重物品带进手术室。

（4）不同的手术，不同的麻醉，所采取的体位不同。腰麻和硬脊膜外麻醉，需患者采取坐位或侧卧位进行穿刺操作，当医生和护士为患者摆好体位后，不能随意移动或改变，如有不适或疼痛，可告诉医生，乱动会影响穿刺操作。

（5）有的手术要插导尿管或胃管，这些导管都会给患者带来一些不适或疼痛，需要忍受，千万不能随意将导管拔出。

（6）非全身麻醉手术，患者在手术台上处于清醒状态，应安静闭目接受手术，不要随意和医护人员谈话，更不要胡乱猜疑医护人员的某些话，以免引起误会或枉背包袱。

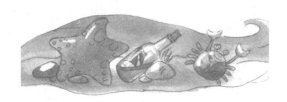

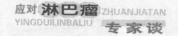
92. 松动的牙齿或假牙对麻醉有什么影响吗？

如果患者有松动的牙齿或者假牙，手术麻醉在气管插管时可能会损伤到牙齿，导致牙齿脱落、牙龈出血，牙齿可能会掉入气管引起窒息。所以对于活动性的或能取下的假牙，术前要求全部取下，交家属保存。特别是前面的单颗假牙最好摘掉，后面的固定假牙没有关系，整口的假牙不用摘掉，带着还可以保护牙龈，起支撑作用。明显活动的前门牙术前应请口腔科医生处理。

93. 患同样疾病的老年人与年轻人谁的麻醉风险更大？

一般来讲，处于相同环境中年龄越大，麻醉与手术风险越大。与年轻患者相比，老年患者常合并有糖尿病、高血压、心血管疾病、脑血管病等全身性疾病，这些高危险因素会增加手术及麻醉的困难程度。对于老年患者，除非紧急手术，需要在手术前将患者的各项合并症尽可能控制在代偿良好的范围内，以降低麻醉风险。老年患者对于麻醉药的耐受程度、代谢排泄都要差于年轻患者，麻醉风险增加。但麻醉和手术的风险是由多种因素决定的，如麻醉医生的经验、患者所就诊医院的综合实力等，所以手术风险应该结合环境因素综合判断，只要准备充分，给老年人做手术也可顺利完成。

94. 手术中是否需要输血？

输血是一种治疗手段，术中输血是在出血量达到了输血指征，可以给予适量的血液补充，如果术中出血较多但未达到输血指征，考虑术后恢复的问题，也可以给予适量输血，所以术中是否输血还得依照病情，通常情况下，失血量在自体血容量 10% 以下可不必输血；血容量减少在 20% 以下，可补充适量的晶体溶液或胶体溶液；当失血量占血容量 20%～50% 时，在补充适量的晶体溶液或胶体溶液的同时，可输血细胞比容为 70% 的浓缩红细胞，使患者体内血细胞比容达到 35%；当血容量减少在 50% 以上时，除输浓缩红细胞、晶体溶液或胶体溶液外，还可适量输白蛋白、血浆或新鲜全血，必要时可输用浓缩血小板。

95. 什么是麻醉恢复室？

麻醉后恢复室又称为麻醉后监测治疗室，负责对麻醉后患者进行严密观察和监测，直至患者的**生命体征**恢复稳定。恢复室紧邻手术室，以便于麻醉医生或外科医生对患者的观察及处理，如发生紧急情况也便于送往手术室进一步治疗。

手术与麻醉都会在一定程度上扰乱人体的正常生理，特别是对那些术前一般情况较差、经受了全身麻醉或大型手术的患者。手术后患者如存在麻醉未醒、呼吸循环功能不稳定等需要持续监护的情况，将被送入麻醉恢复室。麻醉恢复室内配备有专门的麻醉医生、麻醉护士及齐全的设备，能实施及时有效的监测和抢救，使患者顺利渡过手术后、麻醉后的不稳定时期，保障患者的安全。

96. 全身麻醉结束后醒来时会有什么感觉？

一般全麻恢复时，由于麻醉药物的作用还没有完全消失，患者可能会嗜睡，可能会有伤口疼痛或咽部不适，留置导尿管者可能因为尿道受到刺激有想排尿的感觉等。通常麻醉医生在术前访视时会嘱咐患者，如果手术后麻醉恢复时出现这样的情况如何配合医生解决不适。例如，如果有导尿管可以直接排尿、如果伤口疼痛医生可给予合适剂量的镇痛药。

随着危重疑难患者施行复杂麻醉和手术的增加，手术的结束并不意味着麻醉作用的消失和主要生理功能的完全恢复，再加上手术麻醉期间已发生的循环、呼吸、代谢等功能的紊乱未能彻底纠正，麻醉后仍有发生各种并发症的危险。麻醉、手术后的患者仍需要由经过专业训练的医护人员在麻醉后恢复室进行精心治疗、护理，麻醉后常见的恶心、呕吐、疼痛、血压过高或过低等并发症才能得到及时处理。全麻患者必须在完全清醒（意识清醒、肌力恢复）后，并且各重要**生命体征**平稳才能送至病房。对于病情危重还需要手术后持续监护治疗的患者，必须送重症监护病房治疗。

97. 术后疼痛对患者有什么影响？常用的术后镇痛方法有哪些？

术后疼痛可引起患者心率增快、血压升高等症状；患者还可因疼痛无法或不敢用力地咳嗽，可能会导致肺部并发症；疼痛导致的胃肠蠕动减少会使胃肠功能恢复延迟；疼痛造成的肌肉张力增加、肌肉痉挛、限制机体活动等会促使深静脉血栓的形成；疼痛还可导致失眠、焦虑、恐惧等情绪障碍。手术后疼痛控制不佳是发展为慢性疼痛的危险因素。

目前常用的术后镇痛方法是放置术后自控镇痛泵。术后自控镇痛泵给药途径有三种：①经过静脉途径：通道接在静脉内给予镇痛药；②经过硬膜外途径：通道接在硬膜外腔给药；③经过皮下或神经根途径：通道接在皮下或神经根给药。一般无需借助手控开关，自动开关给药即可满足患者需求。个别疼**痛阈**较低的患者可加用手控开关，根据疼痛的程度患者可自行按压手控开关增加镇痛药物的剂量。手术后自控镇痛泵更容易维持最低有效镇痛药浓度，且给药及时、迅速，基本解决了患者因为个体差异对于镇痛药的需求，有利于患者在任何时刻、不同疼痛强度下获得最佳镇痛效果。

98. 术后患者躁动怎么办？

全麻手术后由于各种原因（药物的残余作用、疼痛刺激、导尿管刺激、术前过度紧张焦虑等）有些患者可能出现情感波动、躁动不安，这时家属应该配合医务人员做好患者的固定工作，以防跌落或碰伤，同时尽量安抚患者，注意观察异常情况，及时告知医生护士，需要专人陪伴在患者身边直到完全清醒。

99. 术后恶心、呕吐与麻醉有关吗？

麻醉当中应用的一些药物会导致术后恶心、呕吐，女性患者发生机率要高于男性。同时部分肿瘤患者术中会在病变部位（盆腔或腹腔内）预防性应用一些化疗药物，这也会导致术后的恶心、呕吐。预防性的应用镇吐药物会减少其发生机率，也会改善恶心、呕吐的症状。

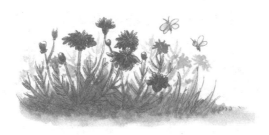

100. 患者术后需要家属做点什么？

为了减轻和消除手术给患者身心带来的创伤，使患者尽快康复，往往需要患者家属、亲友的配合及参与才能获得更好的效果，在以下几个方面患者家属都能积极发挥作用：

（1）心理支持：积极安慰和鼓励患者，认真倾听患者的倾诉，并给予支持和理解。帮助患者分散注意力，使患者放松情绪，如帮助患者按摩、锻炼、听音乐等。保持环境的整洁舒适，并始终陪伴在患者身旁。严格遵从医嘱，对有疑虑的患者给予心理疏导，讲解治疗的重要性。

（2）切口护理：保持局部的清洁和卫生，避免伤口感染，伤口拆线前尽量避免碰撞挤压。发现伤口有感染、化脓、流血等情况时应请医护人员处理。

（3）各种引流管：对引流管要注意是否通畅，观察其引流量、引流液的色与质。当患者翻身或下床活动时则应固定好引流管，防止其脱落。

（4）饮食方面：术后饮食应严格遵守医务人员的嘱咐。消化道术后等胃肠道功能恢复后，饮食初起应为流食、半流质饮食，如牛奶、稀饭、藕粉、红枣粥、肉汤等，继而是易吞食、易消化、营养丰富的软食，如面包、馄饨、面条等，配以肉、鱼、蛋、豆制品、蔬菜、水果等，对部分虚弱或胃肠功能不足的应采用少量多餐的方式。部分患者可根据需要给予**要素饮食**。

（5）早期活动。术后活动可以分床上活动和离床活动两种。

床上活动主要是为患者翻身、拍背、按摩腿部或进行上下肢活动。为带有输液管或其他导管的患者翻身时，应保护好导管以免脱落，翻身后检查各导管是否扭曲、折叠，注意保持管道通畅。尽早离床活动可以增加肺的通气量，有利于气管分泌物的排出，减少肺部并发症；促进血液循环，防止静脉血栓的形成；促进肠蠕动恢复，腹部手术患者减少肠粘连；有利于患者排尿，防止尿潴留。但是，患者担心活动会使疼痛加重，甚至怕切口裂开。因此，应帮助患者消除顾虑，并协助其活动。离床活动应在患者的病情稳定后才进行，在护士或陪护家属的协助下，先让患者在床边坐几分钟，无头晕不适者，可扶着患者沿床缘走几步，患者情况良好时，可进一步在室内慢慢走动，最后再酌情外出散步。

101. 术后应该如何与医护人员配合，以利于身体的康复？

癌症和其他疾病一样，有相当数量的患者是可以治愈的。对癌症不要过分恐惧和悲观，这不但无助于治疗，相反，由于精神过度紧张和焦虑，寝食不安，会降低机体的抵抗力，对术后恢复不利。既然手术已经成功，手术后患者更应放下思想包袱，吃好、睡好，增强自身的抵抗力。

针对癌症的手术通常是需要在全身麻醉下进行，麻醉过程中需要在患者的气管内留置一根导管，所以，手术后可能会痰液比较多，为防止呼吸道感染，要尽量将痰液排出。

饮食方面也要做到荤素搭配，多补充蛋白质、维生素、矿物质等，使摄入的营养比消耗的多，以提高机体的抗癌能力。如果医生没有提出特别要求，原则上不必忌口，多吃富于营养的食物，如肉、鱼、蛋、豆类、谷类等，尤其要多吃新鲜蔬菜和水果，因其中含有丰富的维生素 C，对抗癌有一定的作用。不要吸烟，不要喝酒，不吃酸、辣等刺激性的食物，不吃过冷或过热的食物。

治疗癌症的手术常常是切除或部分切除了某脏器，对生理功能损伤往往较大，因此，恢复时间可能会较长。伤口愈合后，应适当进行锻炼，原则是量力而行，循序渐进，持之以恒。

102. 术后为什么要穿弹力袜？

手术时间长、术后患者卧床等，都可能造成手术后下肢静脉血栓的发生。此外，恶性肿瘤、肥胖、高龄、留置中心静脉导管等也容易导致下肢静脉血栓的形成。局部可能出现的症状包括肿胀、疼痛或压痛、静脉曲张等。术后穿弹力袜，通过逐级递减的压力，利于下肢血液的回流，有效预防下肢静脉血栓的发生。

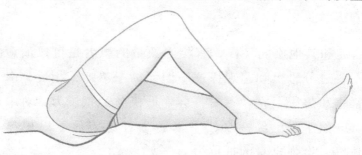

腿长型弹力袜

103. 怎么正确的穿弹力袜？

（1）护士根据患者体型选择合适尺寸的袜子；弹力袜分两种长度，一种是腿长型，适合卧床的患者；一种是膝长型，适合能够下地活动的患者。手术后的患者，根据病情由腿长型逐渐过渡到膝长型。

（2）手术当天早晨，护士为患者穿好弹力袜，再送患者去手术室；或者手术后回病房，立即为患者穿上弹力袜。

（3）早上起床前，躺在床上穿袜子；如已起床，让患者重新卧床，抬高下肢 10 分钟后再穿。保证穿好的弹力袜平整无皱褶。

（4）每天可以脱下弹力袜两次，建议早晚各一次，检查下肢皮肤情况；但每次脱袜时间不宜超过 30 分钟，休息活动片刻后请再次穿上弹力袜。经常检查袜子有无皱褶、滑落，以免影响效果。

104. 出院后还需要继续穿弹力袜吗？

一般需要穿到术后三个月，当患者每日下床活动时间大于 4 小时时，使用膝长型弹力袜，若弹力袜有破损应更换。

105. 弹力袜如何保养？

弹力袜需保持清洁，应用温水、中性皂液手洗，不要用力过猛，避免损害特殊弹性纤维，请勿使用漂白剂、热水或洗衣机清洗，清洗后吊挂或平铺阴干，避免阳光暴晒损伤袜子。请勤剪手脚指甲，在干燥的季节要预防脚后跟皮肤皲裂，特别注意在穿或脱弹力袜时，避免刮伤弹力袜。此外，还要经常检查鞋内是否平整，防止杂物造成弹力袜不必要的磨损。

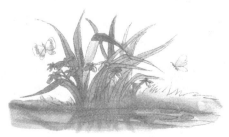

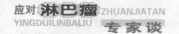

106. 术后为什么会出现发热现象？

通常在手术后 3~5 天内，患者体温会有轻、中度的升高，通常在 38℃ 左右。这是机体对手术创伤的一种正常反应，一般不需要特殊处理。如果体温高于 38℃ 或患者对体温升高感觉不适，可给予温水擦浴、酒精擦浴、冰袋冷敷等方法进行物理降温。一般在手术 3~5 天后体温可以逐渐恢复正常。但如果术后体温升高持续不降或术后 3~5 天体温恢复正常后又升高，则有可能是发生了切口感染或其他并发症，医生会查找原因，并进行相应的处理。

107. 术后为什么要进行早期活动？

由于手术创伤的打击，精神和体力的消耗，加之有的患者也害怕起床活动会影响伤口愈合，一般患者手术后都愿意静卧休息。其实，早期活动可使患者机体各系统功能保持良好的状态，预防并发症的发生，促进术后身体的康复。早期活动好处有：

早期活动可以增加患者的肺活量，促进呼吸和肺扩张，可减少肺炎、肺不张的发生；促进血液循环，防止下肢静脉血栓形成；避免因肢体肌肉不活动而导致的肌肉萎缩；促进胃肠蠕动和排气，减轻腹胀和便秘；促进膀胱功能恢复，避免排尿困难；活动还可以增进患者食欲，利于身体康复。

手术后当天，患者即可在床上进行深呼吸，四肢屈伸活动，在他人协助下翻身，第二天可以在协助下床边扶坐，无不适可扶床站立，室内缓步行走。活动时要掌握循序渐进、劳逸结合的原则，逐渐增加活动范围和活动量。避免没有准备而突然站立。感觉头晕、心慌、出虚汗、极度倦怠时应及时休息，不可勉强活动。

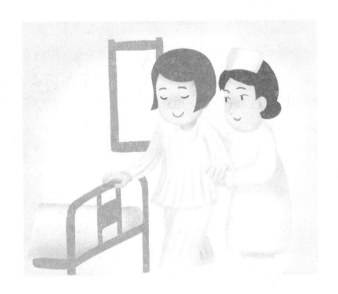

108. 术后近期饮食注意事项有哪些？

手术过后的饮食非常重要，稍有不慎不仅会影响患者的康复，还可能带来更多的损害，因此，手术后保持营养的均衡是非常重要的，各种外科手术过程中一般都有出血或组织液渗出，很可能会造成贫血及低蛋白质症，同时，疼痛、创伤及手术中的刺激会导致营养物质消耗的增加。所以手术后通过饮食保持营养均衡是术后伤口愈合、体质恢复所必需的。

在食物的选择方面注意事项有三个：

（1）保证饮食的多样性：手术后要多进食营养价值比较高、清淡而又容易消化吸收的食物，尤其是**优质动物蛋白质**；其次是补充微量元素，尤其是锌与钾。锌是化学反应中的媒介，在促进蛋白（尤其是胶原蛋白）的合成中起重要作用；再次是各种维生素及纤维素的补充，它们可以增加抗感染的能力，而维生素

A、C、E 还可以促进伤口愈合；要避免食用猪油、动物内脏、鳗鱼，少吃肥肉及含胆固醇较高的海鱼等，还要避免烟、酒及浓茶等。

（2）根据手术类型与患者病情选择食物：不同的手术类型在选择食物时也有不同的侧重点。消化系统手术后饮食宜清淡和细腻，这时考虑的是利于胃肠道的功能重建和恢复，一些蛋白粗纤维或植物粗纤维则应慎重摄入；术后一天内，不宜进食牛奶、豆浆等易胀气的食物。能正常进食时，应给予熟烂、嫩、软、少渣以及营养搭配合理的食物。切忌为让患者增进食欲而投其所好，进食辛辣、富含脂肪或煎炸的食物。妇科手术后宜选择性温热的食物，来促进体力恢复、活血化淤，以及促进子宫收缩。可用牛肉、鸡肉、鸽肉等高蛋白动物性食物作为主料，而适量减少碳水化合物的比例。

（3）根据术后时间选择食物：多数患者手术后 2~3 天开始恢复肛门排气，这表明肠道的功能开始恢复。早期进食和活动可增进肠道蠕动的恢复。如无特殊情况，排气后可进流质饮食（粥水、汤水等），饮食一般第一阶段开始以清流食为主，如米汤、藕粉、果汁、蛋花汤等；随病情稳定进入第二阶段，改为流食，如牛奶、豆浆；第三阶段为半流食，如米粥、面片汤等；第四阶段为软饭或普通饭。

109. 术后什么时候可以开始进食？

手术后合理的饮食关系到患者是否能够顺利恢复，手术后何时开始进食，采取何种饮食为宜，要根据患者具体情况而定。过早进食还有可能引起并发症，但进食过迟也是有害无益的。手术后进食时间是根据恢复情况而定的，可分为二种情况：

（1）消化道手术：如无胃肠切除、吻合或破裂修补，一般术后 24~48 小时禁食并保留胃管；第 3~4 日肠道功能恢复，肛门排气（即俗称"放屁"）后，可按医嘱开始进少量流质饮食，然后逐渐增加至全量流质饮食；第 5~6 日开始进半流质饮食。对有胃肠吻合或有破裂口修补者，为慎重起见，应该把上述进食次序推迟 1~5 日进行。

（2）非消化道手术：应视手术大小、麻醉方式和患者情况决定开始进食时间。局部麻醉的小手术，如手术后无明显恶心、呕吐、腹胀、腹痛等不适，手术后即可进食。腰麻和硬膜外麻醉患者在手术后 6~8 小时，可随患者所需，给予饮食。全身麻醉者，应待麻醉清醒，恶心、呕吐反应消失后，方可进食。对咽喉部手术、胃镜下手术后患者应待咽部麻醉消失，一般在术后 2~3 小时，方可进食，以免出现吞咽呛咳。

110. 癌症患者术后多久能拆线，影响伤口愈合的因素有哪些？

手术后一般伤口愈合拆线的时间是头面部 4~5 天，腹胸背部 7~12 天，四肢 12~14 天，有人担心癌症患者多天不能进食会影响伤口愈合，实际上影响伤口愈合的因素有很多，包括：①年龄（特别是老年人，愈合速度会慢）；②伤口存在感染或污染；③患者合并贫血（出血性及慢性）；④营养状况（营养不良或肥胖，缺乏维生素 A 或 C、微量元素锌、铁或铜）；⑤合并其他疾病（如肝硬化、血管性疾病、糖尿病、慢性肺病、尿毒症等）；⑥药物史（特别是激素类药物）；⑦放射线及化疗；⑧缝合方法、引流、异物等；⑨饮食调养情况（烟、酒、辛辣饮食）。

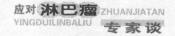

111. 术后多长时间可以洗澡?

首先要看伤口的愈合情况,一般愈合良好,无红肿疼痛化脓等,拆线 3~7 天就可以洗澡了。洗澡时需注意水温适宜,不要用力揉搓伤口,伤口局部也不应浸泡时间过长,因为局部刚愈合的伤口皮肤较薄,且长时间浸水容易引发感染,一般主张采用淋浴的方式,避免盆洗或泡澡。其次,体弱的患者洗澡时需有人陪伴,且时间不宜过长。

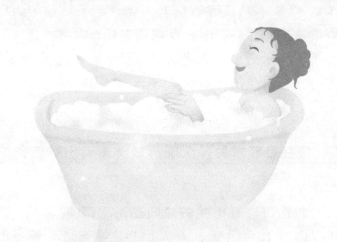

112. 尿管拔除后如果不能自行排尿该怎么办?

绝大多数患者拔除尿管后可自行排尿,但有少数患者尿管拔除后不能自行排尿,引起这种现象的原因可能有患者不习惯床上排尿、留置导尿管导致尿道黏膜水肿、或膀胱敏感性降低等,通常都是暂时性的。建议患者首先要放松紧张情绪,不要太急躁,也可以由家属搀扶患者下床试试，或用热毛巾热敷或手按摩下腹部、或有尿意时听流水声。必要时护士会帮助患者先进行膀胱训练后再拔除导尿管。

113. 带尿管出院需注意什么？

有些患者术后需要带尿管出院自行护理，这就要求患者及家属注意以下几个方面：

（1）导尿管留置时，为避免感染及尿管阻塞，一定要充分摄取水分，每日至少2000ml，以增加排尿量；每日尿量至少维持在1500ml，以稀释尿液及产生自然冲洗力。

（2）集尿袋引流位置须在患者的尿道口以下位置，以充分引流尿液，同时避免因尿液逆流造成的尿路感染，但勿放置于地面，可用别针固定于裤腿膝盖左右位置。

（3）导尿管与集尿袋接头应保持密闭，以防受污染。

（4）每日消毒会阴部、尿道口，排便后需注意清洁。

（5）导尿管和集尿袋管子不可扭曲或受压，以防阻塞，穿宽松透气的内衣，且不可拉扯，以防出血。

（6）尿量超过集尿袋一半时需要倒尿，并随时观察尿液颜色、量、浑浊度。

（7）如发现尿道口有发红、肿痛、分泌物增加等症状，及时到医院就诊。

（8）集尿袋与尿管的更换，需遵循医务人员指导。

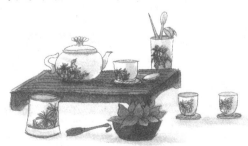

114. 如果有了术后并发症，应该怎么办？

虽然外科技术已日臻完善，大多数患者手术后都可顺利康复，但仍有少数患者可发生各种不同的并发症。从总体上可将术后并发症分为两大类：一类为一般性并发症，即各专科手术后共同的并发症，如切口感染、出血和肺炎等；另一类为各特定手术的特殊并发症，如胃切除后的倾倒综合征、肺叶切除术后的支气管胸膜瘘等。

并发症是指某一种疾病在发生发展、治疗和护理过程中，发生了与这种疾病有关的另一种或几种疾病。《医疗事故处理办法》中规定的"难以避免的并发症"，是指诊疗护理过程中，由于一种疾病合并发生另一种疾病，而后一种疾病的发生是医务人员难以预料和防范的，说明一种疾病并发另一种疾病所导致的不良后果，不是医务人员的诊疗护理过失所致，因此，不属于医疗事故。目前，我国法律对医疗损害的归责采用过错责任原则，即医疗机构及其医务人员只有在对医疗损害的发生存在医疗过错的情况下才承担民事责任，无过错即无责任。因此，出现并发症后家属应注意：

（1）对手术前签订的知情同意书要充分了解，因为这时医生对术后并发症会详细告知，患者和家属有了思想准备，出现并发症不会太意外和突然。

（2）向医生了解并发症的严重程度，做好物质上、心理上等各个方面的准备，并积极配合医生的治疗。

（3）相信医生，因为出现并发症后医生也会着急并积极处理，需要得到家属和患者的信任和理解。

（4）稳定情绪，不要对医护人员产生埋怨的情绪，因为并发症的处理和治愈仍然需要医护人员的努力，对需要外请会诊医生会诊的要积极配合。

（二）放射治疗

115. 什么是放射治疗？

简单来说，放射治疗就是利用放射线能杀死肿瘤细胞的基本原理来治疗肿瘤。目前，用来治疗肿瘤的放射线主要有高能量的 X 射线、高能量的电子射线（β 射线）以及最常用来做近距离治疗的伽马射线（γ 射线）。这些射线进入到肿瘤内通过损伤肿瘤细胞核内的 DNA，导致肿瘤细胞死亡，从而达到治疗肿瘤的目的。

116. 治疗淋巴瘤的放疗技术有哪些？

放疗技术大致分为常规放射治疗技术、三维适形放射治疗技术、调强放射治疗技术三类。

117. 什么是常规放射治疗？

常规放射治疗技术，也称二维放射治疗技术，已经应用了近 100 年，现在不发达国家以及中国的很多医院仍在使用。这种技术较为简单，直线加速器对其所产生的 X 射线的调控通过一对或两对准直器来实现，照射范围只能进行长和宽的调节，也就是说只能产生不同大小的长方形和（或）正方形**照射野**。而其定位技术也是采用常规模拟机，简单说就像拍胸部 X 线正、侧位片一样，将需要治疗的部位拍一张正面相和一张侧面相。在这两张定位片上，医生看到的肿瘤与周围组织的关系是由投影所构成的，真正的关系无法在放射治疗中体现。医生在这两张照片上将肿瘤和需要照射的范围画出来。但肿瘤生长的范围并不规则，而加速器产生的**照射野**只能是长方形或正方形，为了适应不规则形状肿瘤的治疗，放射治疗学家想出了用铅块挡掉不需要射线的方法。因为只能在正、侧位两个方向上对**照射野**进行修饰，所以我们将之称为二维照射技术。从临床实践结果来看，常规放射治疗技术可以治疗肿瘤，但是在杀灭肿瘤的同时，大量的正常组织也受到损害，导致了相应的放疗并发症，有些放疗晚期并发症非常严重，对患者生活质量的影响比较大。同时，由于肿瘤形状的不规则与正常组织/危及器官有重叠，为了避免正常组织/危及器官产生不能接受的并发症，有时不得不减少照射剂量，使肿瘤组织无法获得足够的照射剂量而导致肿瘤局部控制率下降以及增加照射后肿瘤复发率。

118. 什么是三维适形放射治疗？与常规放射治疗有什么不同？

CT模拟机以及相应的计算机技术的问世开创了三维适形放射治疗技术。所谓三维，就是通过CT模拟机扫描所需要治疗的部位，将获得的CT图像传输到治疗计划系统，在治疗计划系统中的CT图像上，将肿瘤和需要保护的正常组织一层一层的勾画出来，在同一层CT图像上，我们需要勾画所有的肿瘤组织和正常组织（这一过程通常被称作画靶区），对一个头颈部肿瘤来说，需要勾画的层面有上百层，每一层上又有多种不同的结构，需要医生花大量的时间才能完成。完成靶区勾画后，需要物理师重建图像，也就是利用计算机技术，把需要治疗的部位建成一个虚拟的人体图像，在这个图像上，可以从各个方向上观察肿瘤与正常组织的关系，有了空间的概念，所以我们称其为三维放疗技术。这个称呼还差了"适形"两个字，也就是说还需要作"适形"的工作，这就需要比二维放射治疗技术先进的加速器了。这种加速器控制 X 射线的设备由铅门准直器变成了多叶光栅，也就是说，加速器产生的射野形状使原来的只能是长方形或正方形变成了不规则的形状，这样就可以在三维方向上与本来就不规则的肿瘤（照射范围）形状相匹配，再通过计算机计划系统算出各个**照射野**需要的照射时间和照射剂量，故被称为三维适形放射治疗技术。由此看出，三维适形技术比二维技术复杂、先进，其对定位设备、加速器、放疗从业人员、治疗计划系统的要求大为提高。同时三维放射治疗技术由于适形度增加，使肿瘤能够获得所需的控制剂量，治疗肿瘤的疗效得以提高，对正常组织的保护也优于常规放射治疗技术。

与常规放射治疗技术相比，三维适形放射治疗技术是放射治疗的一大进步，但仍有一些缺陷。主要体现在：①我们通常把需要照射的范围划分为三个区域，即肿瘤区域、肿瘤周围邻近区域和可能出现转移的区域。对这三个区域而言，需要照射的剂量是不一样的，三维适形放射治疗技术不能在同时给予这三个区域不同剂量，所以需要分三个阶段来完成，而后一个阶段均会对前一个阶段产生影响，这种影响对肿瘤治疗和正常组织保护都是存在的；②三维放射治疗技术的**照射野**方向的确定，只能由物理师和医生根据肿瘤和正常组织的相对关系以及治疗经验来确定，选择的照射方向可能不是最理想的。

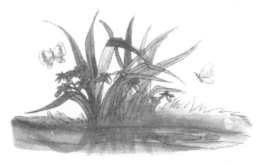

119. 什么是调强放射治疗技术？

近些年新开发的调强放射治疗技术能够解决三维适形放射治疗技术中存在的两个主要问题。调强放射治疗需要高级计算机控制加速器的多叶光栅中的每一个叶片，在治疗过程中，这些多叶光栅的叶片可以独立运动，在一次治疗完成之后，可以同时给予不同区域所需要的不同剂量，这就是剂量强度调节，简称调强，适形在这个技术中是基本条件。有了能够做调强适形放疗的加速器，还需要解决**照射野**方向的问题，这需要功能强大的计算机计划系统，从各个方向上去计算，从中挑出最好的**照射野**方向，称逆向调强放射治疗计划，也就是说，我们先确定肿瘤治疗的剂量，让计算机帮我们选择治疗的最佳**照射野**的方向以及各个方向上最佳的剂量。由此可以看出，调强放射治疗技术比三维适形放射治疗技术要求更高，肿瘤所接受的照射剂量分布更加适形，更容易得到足够的控制剂量，同时对正常组织保护也更好，患者获益也更多。

120. 放射治疗的流程是怎样的？

放射治疗是一个系统工程，需要做大量的工作，一般把整个放疗过程分成三个阶段：第一阶段为准备阶段；第二阶段是放疗计划设计阶段；第三阶段是放射治疗的执行阶段。

准备阶段需要完成的工作：确定肿瘤分期，明确肿瘤范围。做好放疗前准备工作，如头颈部放疗前需做口腔处理，肿瘤合并有感染者也需要控制感染，如全身应用抗生素或者局部双氧水漱口等。如果有其他影响放疗的合并症也需要先治疗纠正。

计划设计阶段：完成患者 CT 模拟定位，靶区勾画和放疗计划的计算，放射治疗计划的验证。

放射治疗的执行阶段：放射治疗开始执行，每周需要进行治疗位置是否正确的验证并对患者的肿瘤和正常组织进行检查，观察疗效，如有反应给予相应的处理。

121. 什么是放疗计划设计？

简单地说，放疗计划就是物理师设定如何利用射线来满足医生规定的靶区和正常组织所接受的剂量要求的过程。

放射治疗计划尤其是调强放射治疗计划的设计是一个非常复杂的过程。需要从业人员有非常丰富的经验和先进的计算机计划系统。现在的计划系统大多是逆向设计计划，在强大的计算机系统的辅助下，制定出最优的计划，最大限度地满足对肿瘤照射剂量的要求和对正常组织的保护。

122. 调强放射治疗有哪些好处？

调强放射治疗的好处体现在两个方面：①肿瘤受到的照射剂量能够尽可能满足能够控制肿瘤的要求；②能够降低对正常组织的照射剂量，正常组织损伤减轻，有利于提高患者生活质量。不同的肿瘤从调强放射治疗中获益的程度并不相同，以上这两方面的权重也不一样，有时候会考虑让肿瘤接受的放射剂量多一些，有时候会考虑降低接受的放射剂量保护正常组织的价值更为重要一些，医生们会从患者的需求及肿瘤的具体状况出发综合考虑，目的就是使患者得到最好的疗效和最小的正常组织损伤。

123. 什么是放疗的定位和 CT 模拟校位？

放射治疗利用射线杀死肿瘤，非常重要的一点就是，我们需要知道肿瘤在身体的哪个部位，周围有些什么样的结构，他们和肿瘤组织是什么样的相对位置关系？其中哪些是非常重要的，是必须要保护的，患者采用什么样的体位比较舒服，而且合适放射治疗的要求，用什么方法固定能够保证患者在每次治疗时的位置一致？了解这些内容的过程就是定位的过程。定位方法有两种，一种是常规模拟机定位，一种是 CT 模拟机定位。常规模拟机定位获得的患者需照射部位的正、侧位影像；而 CT 模拟定位获得的是患者需照射部位的断层图像，再经过计算机处理后，可以获得整个需照射部位的三维立体图像，非常逼真的还原肿瘤和周围组织的关系。现在大多数放疗中心采用 CT 模拟定位。

124. 调强放射治疗为什么准备时间较长？

调强放射治疗技术先进，但也非常复杂，对设备、对医生都有很高的要求。调强放射治疗是非常精确的治疗，也就是说，哪里有肿瘤我们就需要照射到那里。因此，医生要花大量的时间和精力去搞清楚哪里有肿瘤，这需要有高超的技术和丰富的知识，医生需要花时间对患者的病变部位的 CT/MRI 图像进行仔细地阅读、测量，看看肿瘤生长在哪个部位，破坏了哪些结构和组织。在明确了肿瘤的范围和淋巴结转移的状态后，医生要确定哪些地方需要照射和保护，这就是医生通常说的画靶区的工作，是一个费时费力的工作。医生需要在患者的定位 CT 图像上画靶区，并在每一层上把需要照射的肿瘤组织，需要保护的正常组织都勾画出来，在一个层面上有时需要画十几种结构，这也需要大量的时间。在靶区勾画完成后，还需要物理师根据医生的要求设计出照射方案，也就是通常所说的放疗计划，这个过程中需要处理的参数有上万个，目前非常先进的计算机计算一遍也需要几十分钟的时间，而一个计划通常需要计算很多遍。例如，对高要求的计划，物理师会先对同一个患者做 10 个以上的计划，然后从中优选出最好的、最满意的计划再供医生评价和选择。在最好的计划被物理师和医生选中后，还需要在假人身上先检验一遍，进行剂量检查，看看是否真的如计划所显示的一样效果。这个过程称计划验证，只有通过了验证的计划才能用来给患者实施治疗。

由此可以看出，调强放射治疗技术的先进性和复杂性，就不难理解需要等待的时间较长了。只有把靶区画准确了，计划做好了，才能收到最佳的效果。中国有句古话，"磨刀不误砍柴工"就很形象的说明了这种等待是非常必要的。

125. 什么是放疗的靶区勾画？

调强放疗的靶区勾画是确定哪里是肿瘤、哪里是肿瘤比较容易侵犯的部位、哪里是可能侵犯和转移的部位、哪些组织和结构是必须和重点保护的、哪些组织是需要尽可能保护的、哪些组织因为肿瘤的关系必须和可能要损伤的一个临床思考和决定过程。这个过程最能体现医生的水平和临床经验，是决定治疗成败的关键，所以医生通常会在这个环节花费很多的精力和时间，反复比对 CT、MRI、内镜检查和临床查体的情况，在 CT 定位图像上仔细斟酌，确保不遗漏肿瘤和尽可能保护正常的组织。

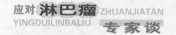
126. 放疗前需要做哪些心理准备？

放射治疗是一个相对较长的过程，患者在治疗前需要做的准备有：①需要患者树立战胜疾病的信心，如鼻咽癌对放疗敏感，目前治疗效果非常理想，要相信在医生努力和自己的配合下，一定能够治愈；②需要患者调整好心态，有的患者得知自己患病后，非常恐惧，这样对治疗疾病百害而无一益。因此，在治疗前，一定要放宽心，坦然面对，积极配合治疗；③需要患者构筑好克服困难的心理准备，放射治疗过程中会出现一些不良反应，这是机体对外来刺激的生理反应，医生也一定会想最好的办法将不良反应发生率和严重程度降到最低，完全有办法让你完成治疗。

127. 放射治疗对着装有什么要求？

为了减少对照射区域皮肤的摩擦和刺激，建议患者放疗期间穿柔软宽松、吸湿性强的纯棉类内衣；避免穿粗糙及化纤类衣物。头颈部接受放疗的患者，上衣最好穿无领开衫，不要穿硬领衬衫，男士不打领带，便于穿、脱和保护颈部皮肤。

128. 头颈部淋巴瘤放疗前为什么要拔除坏牙？

头颈部淋巴瘤放射治疗照射的范围大、剂量高，尽管现在调强放射治疗技术对正常组织能够进行较好的保护，但与肿瘤邻近的结构无法避免部分接受高剂量照射，这些结构受到高剂量照射后，会在治疗后比较长的一段时间后出现晚期的损伤，其中颌骨（尤其是下颌骨，通常所说的长下牙的骨头）有可能出现放射性坏死，这种骨坏死除了与接受照射的剂量相关外，还与是否有坏牙以及放疗后过早进行坏牙和颌骨的处理相关，因此，为了降低和避免放射性骨坏死的发生，在放疗前需要将口腔内的坏牙先拔除。

129. 淋巴瘤合并有糖尿病的患者会增加放疗的风险吗？怎么应对？

糖尿病是一种常见病，很多患者在诊断淋巴瘤时合并有糖尿病，有的已经有几年糖尿病病史了，有的是初次发现患有糖尿病。那么，糖尿病会影响放疗疗效吗？会增加放疗的不良反应吗？

一般不会影响放疗疗效。首先，糖尿病是能控制的，很多患有糖尿病多年的患者一直控制很好。即使是初次发现患有糖尿病，也有办法将血糖控制在正常范围内。所以，合并有糖尿病的癌症患者不必担心。

伴有糖尿病患者的正常组织对放疗要敏感些，可能放疗反应要稍微重一些。医生在治疗过程中会密切关注患者的反应，给予积极的处理，保障患者能够顺利完成治疗。

有血糖仪的患者，可以增加监测血糖的次数和频率，及时了解血糖控制情况，并告诉医生，协助控制好血糖。

130. 淋巴瘤放疗中营养支持为什么特别重要？放疗中什么食物不能吃？

放射治疗时间长，照射的组织多，特别是口腔黏膜、咽部的黏膜比较娇嫩，头颈部放疗过程中会出现黏膜炎，导致口腔疼痛、吞咽疼痛，严重影响进食，导致体重下降，同时，放射治疗的全身反应还有食欲下降，这些情况会使患者进食困难，或者营养吸收不好，导致营养不够。营养不够的危害非常大，主要有：①由于进食减少，营养不够，身体合成红细胞、血红蛋白的原料减少，会出现贫血；贫血会引起血液运送氧气的能力下降，肿瘤会因此而缺氧，而缺氧的肿瘤细胞对放射线非常抗拒，影响疗效；②由于营养不够，身体抵抗力下降，易患感染、感冒等，会出现发热甚至高热，需要中断放疗，影响疗效；③身体抵抗力和免疫力下降后，抵御肿瘤细胞侵袭的能力下降，容易出现远处转移，总体治疗效果下降；④由于营养不良，会出现体重下降，体重下降后，肿瘤与周围健康组织的相对关系会发生改变，会导致肿瘤和正常组织的放疗剂量与事先计划的剂量不一致，使肿瘤控制率下降或正常组织损伤加重。因此，接受放射治疗的患者在治疗过程中以及治疗后一段时间（急性反应恢复期）的营养支持非常重要，患者一定要克服困难，尽可能保持体重不下降。

放疗过程中，对食物的种类没有特殊要求，以**高蛋白、易消化和易吸收的食物**为主，一般忌食辛辣食物，对头颈部/胸部/食管癌等患者，食物要求软，不宜吃带骨和坚硬食物，以免损伤口腔或食管黏膜，加重放疗反应等。

131. 霍奇金淋巴瘤在什么情况下需要放疗？

霍奇金淋巴瘤是可以治愈的恶性肿瘤。放疗是早期（Ⅰ~Ⅱ期）霍奇金淋巴瘤的根治性治疗手段之一。目前霍奇金淋巴瘤的治疗主要以放疗和化疗的综合治疗为主。

霍奇金淋巴瘤在以下情况需要放疗：

（1）早期霍奇金淋巴瘤先化疗、后放疗的综合治疗是其标准治疗方案。综合治疗的目的是提高患者的治愈率，同时尽量减少治疗引起的毒副作用。

（2）晚期（Ⅲ/Ⅳ期）霍奇金淋巴瘤的治疗以化疗为主，放疗主要应用于化疗前大肿瘤（＞10cm）或化疗后仍有肿瘤残存的情况。

放疗还应用于化疗后复发的挽救治疗。

132. 为什么说放疗在早期鼻腔NK/T细胞淋巴瘤治疗中起到决定性作用？

放疗在早期鼻腔NK/T细胞淋巴瘤治疗中起到决定性作用，根据在于：

（1）67%～98%的鼻腔NK/T细胞淋巴瘤患者在诊断时为临床ⅠE或ⅡE期，也就是早期，肿瘤常局限于鼻腔或直接侵犯邻近结构或组织，而较少有远处淋巴结或器官的转移，因此，适用于放疗这种局部治疗。

（2）鼻腔NK/T细胞淋巴瘤对放疗敏感，而对化疗抗拒，化疗的价值尚不肯定。Ⅰ/Ⅱ期患者进行放疗为主的治疗后局部控制率高达90%以上，5年生存率50%～83%，但是单纯化疗的5年生存率0～32%。生存率差别≥30%。

因此，根据目前的研究证据，放疗是早期鼻腔NK/T细胞淋巴瘤的决定性治疗手段。

133. 早期鼻腔NK/T细胞淋巴瘤放疗前要做哪些准备工作？

对于早期鼻腔NK/T细胞淋巴瘤患者，通过前期的病理、纤维镜以及相应部位的CT和MRI（磁共振）等检查，明确肿瘤的诊断和分期后进一步的准备工作有：

（1）完成普通的准备工作：口腔处理，拔除龋齿及残根，避免放疗后拔牙出现下颌骨坏死；合并明显感染的患者要给予抗炎治疗。

（2）严重合并症的治疗：若有糖尿病、高血压、心脏病等比较严重疾病的患者，要通过药物等的治疗，在放疗前以及放疗过程中使上述疾病得到较好的控制。

（3）需要患者做好心理准备工作：保持积极乐观的心态和一定要战胜疾病的信念，同时鼻腔 NK/T 细胞淋巴瘤的放疗过程需要 5~6 周，在整个放疗过程中，可能需要克服肿瘤本身引起的鼻塞、发热等不适，还需要克服放疗所引起的不良反应，包括咽痛、进食不适甚至疼痛、放疗区域的皮肤红肿脱皮甚至破溃疼痛等。当然主管医生会对不同的不良反应做出不同的建议和相应的治疗，所以绝大多数患者可以顺利完成放疗。

134. 弥漫大 B 细胞淋巴瘤患者在什么情况下需要放疗？

综合治疗，即 CHOP 方案＋利妥昔单抗化疗加上受累野照射是目前 I／II 期弥漫性大 B 细胞淋巴瘤的标准治疗（受累野定义同霍奇金淋巴瘤）。非大肿块（肿瘤＜10cm）的 I～II 期弥漫大 B 细胞淋巴瘤建议 CHOP 方案＋利妥昔单抗化疗 4 周期后行受累野放疗；大肿块（肿瘤≥10cm）的 I～II 期弥漫大 B 细胞淋巴瘤建议 CHOP 方案＋美罗华化疗 6 周期后行受累野放疗。

III～IV 期弥漫大 B 细胞淋巴瘤患者，化疗后肿瘤残存的区域或化疗前有大肿块的区域也需要受累野照射。

135. 为什么说放疗是早期结外黏膜相关淋巴组织淋巴瘤的根治性治疗手段？

结外黏膜相关淋巴组织淋巴瘤就诊时绝大多数患者为局限期，即Ⅰ～Ⅱ期，而且病变往往长期局限在原发部位，所以很适合局部放疗。放疗对结外黏膜相关淋巴组织淋巴瘤很敏感，低剂量放疗就可以控制90%以上的病变，所以放疗是结外黏膜相关淋巴组织淋巴瘤的根治性治疗手段，另外，很重要的一点，放疗能保留器官的功能。以原发胃和眼眶的结外黏膜相关淋巴组织淋巴瘤为例，早期原发胃的结外黏膜相关淋巴组织淋巴瘤单一放疗后5年生存率和无病生存率分别超过90%和80%；早期原发眼眶结外黏膜相关淋巴组织淋巴瘤单一放疗后10年生存率和无病生存率分别为92%和72%。可以看出，较低剂量的放疗即可很好地控制早期病变，取得非常好的治疗效果。

136. 原发眼眶早期结外黏膜相关淋巴组织淋巴瘤的放疗安全吗？

原发眼眶早期结外黏膜相关淋巴组织淋巴瘤的放疗是安全的。首先该病放疗的剂量较低。另外，放疗时只要病变不是位于眼球后方，我们都会针对每个患者特制一个铅柱，于每次放疗时放在角膜的前方，从而保护角膜和晶体。因此，这类患者放疗后一般只可能出现白内障，而且白内障的发生率低于10%。另外，一旦发生白内障，人工晶体置换后视力就可以完全恢复。

137. 为什么说早期Ⅰ~Ⅱ级滤泡性淋巴瘤的根治性治疗手段是放疗？

放疗是早期Ⅰ~Ⅱ级滤泡性淋巴瘤的根治性治疗手段，体现在滤泡性淋巴瘤对放疗高度敏感，对于早期Ⅰ~Ⅱ级滤泡性淋巴瘤，较低剂量放疗即可以使超过90%患者的局部病变得到控制。并且10~15年总生存率达到43%~79%。

138. 放疗对于早期外周T细胞淋巴瘤的治疗起到多大的作用？

总的来讲，外周T细胞淋巴瘤**预后**较差，治疗上对化疗较为抗拒，放疗相对敏感。对于早期外周T细胞淋巴瘤，放疗联合化疗的综合治疗可以显著提高疗效。因此，早期外周T细胞淋巴瘤应选择放疗联合化疗的综合治疗。

139. 什么样的淋巴瘤患者不能耐受放疗？

患者不能耐受**根治性放射治疗**两种情况：①患者的自身情况差，体能状况评分<60分；②患者伴有严重的内科疾病，而且这个疾病本身比淋巴瘤对生命更具有威胁时，如严重的心、脑血管疾病等。

140. 应用放疗根治淋巴瘤需要满足哪些条件？

放射治疗杀死淋巴瘤细胞，治愈淋巴瘤需要满足的条件：①治疗的位置要准确；②放射剂量要足够；③放射剂量分布要好；

④对身体正常的组织要有很好的保护。从放射治疗学科建立之初放射治疗医生对这几点放射治疗原则就有很好的认识，而且一直在努力的实现这些目标。但是，由于机器制造技术和计算机控制技术的限制，放射治疗经历了常规放射治疗技术、三维适形放射治疗技术、调强放射治疗技术和图像引导调强放射治疗技术等阶段。而且这种进步是加速发展的，常规放射治疗技术已经有100多年的历史了，最近二十年，后三种技术迅速发展，并且在世界范围内迅速推广。

141. 淋巴瘤放疗过程中可能出现的不良反应有哪些？

总的来讲，放疗不良反应与放疗范围、剂量、患者个体差异有关，常见不良反应包括皮肤损伤引起皮肤发红或变黑，甚至湿性脱皮，远期皮肤纤维化变硬等。口腔黏膜损伤引起进食疼痛，唾液腺损伤引起口干，肺损伤出现咳嗽、胸闷、发热，肠道损伤出现腹痛、腹泻等。还有对于青少年患者要尽量避免照射范围过大以及剂量过高，因放疗会影响骨骼肌肉等的生长发育。为了减少治疗不良反应，三维适形放疗或调强放疗已逐渐应用于淋巴瘤的放疗，这些技术能更好地包括肿瘤靶区，使靶区剂量分布均匀，并更好地保护肿瘤周围的正常组织。

142. 早期鼻腔 NK/T 细胞淋巴瘤放疗的常见不良反应有哪些？

早期鼻腔 NK/T 细胞淋巴瘤放疗的常见不良反应有：

（1）常见的急性反应：①皮肤反应：放疗区域皮肤出现发红、色素沉着、**干性脱皮**、湿性脱皮，严重者破溃，当然后者极少出现；②口腔黏膜反应：放疗1~2周后，开始出现口腔黏膜充血水肿，常伴有味觉改变、口干。随着放疗次数增加，反应加重，渐出现点状、片状灰白色假膜，常伴有饮水及进食疼痛，口干及咽喉部疼痛加重。治疗过程中要保持口腔卫生，少食刺激性食物；③急性放射性腮腺炎：一般出现在放疗后第1~3天，表现为一侧或者双侧腮腺区域肿胀、疼痛，严重时有局部皮肤发红，皮温增高。常因开始治疗时患者进食刺激唾液分泌的食物有关。建议放疗初期清淡饮食；④其他：食欲减退、恶心、乏力等。

（2）常见的晚期反应：①口干：放疗过程中及放疗以后可能长期存在口干症状，主要原因是唾液腺在放疗时受到照射导致唾液分泌减少所致。放疗新技术，如调强放疗技术的应用明显减少了口干的发生率，同时也降低了口干的程度；②颈部皮肤纤维化：放疗后出现放疗区域皮肤及皮下组织纤维化，皮肤变硬，弹性降低。

143. 淋巴瘤放疗过程中需要注意哪些事项？

淋巴瘤对放疗高度敏感，如霍奇金淋巴瘤、弥漫大B细胞淋巴瘤、Ⅰ~Ⅱ期结外黏膜相关淋巴组织（MALT）淋巴瘤、Ⅰ~Ⅱ期Ⅰ~Ⅱ级滤泡淋巴瘤等在放疗初期，甚至在放疗开始的数天内肿瘤就可以明显缩小。因此，这类淋巴瘤在有明显肿瘤存在的情况下，放疗时应注意避免肿瘤溶解综合征的发生，放疗的单次剂量可以适当降低，每次1.5~1.8Gy，在放疗初期须充分水化和碱化尿液，患者也要多饮水。

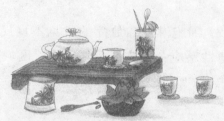

144. 淋巴瘤放疗中为什么要监测外周血的情况？

淋巴瘤放疗中需要监测外周血的情况：一方面，目前淋巴瘤的治疗多以放化疗综合治疗为主，很多患者在放疗时已经完成了一定周期数的化疗，故在放疗过程中可能因为化疗对骨髓的抑制作用持续存在而出现血象的降低。另一方面，淋巴瘤的放疗范围通常很广泛，故可能有部分的扁骨在照射范围内，而扁骨中有负责成人造血的红骨髓，在受到照射后可能引起骨髓造血功能下降。故需要在放疗过程中定期复查血象，及时发现血象的变化，及时处理。

145. 放疗的不良反应可以预防和减轻吗？

放疗的不良反应分为早期反应（急性反应）和晚期并发症，与照射的部位、剂量的大小、照射范围以及是否联合同期化疗有密切关系。

放疗不良反应与手术后会在皮肤上留下瘢痕、接受化疗时会有相应的不良反应一样非常常见，是机体对外部刺激的一种正常反应，不必紧张。放疗科医生给患者治疗时，除了追求最佳的控制肿瘤效果外，同时也会特别关注降低放疗不良反应、提高患者的生活质量。通常会采取先进的放射治疗技术，准确设定治疗范围，对正常组织加以很好的保护，使不良反应发生的机率和严重程度降至最低。在治疗过程中，也会给予相应的处理和支持治疗，减轻放疗的不良反应。以期保证绝大多数患者能够顺利完成放射治疗。

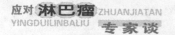
146. 放疗期间如何保护皮肤？

放疗期间可通过以下几方面保护好**照射野**皮肤：①要保持**照射野**皮肤清洁、干燥，减少物理及化学性的刺激；可用清水温和的清洗；不能用碱性肥皂，更不能按摩和用力揉搓；避免使用酒精、碘酒、胶布及化妆品；避免冷、热敷的刺激；②充分暴露照射部位的皮肤，不要覆盖或包扎，如出现瘙痒不要搔抓，避免人为因素加重反应程度，医生会根据具体情况指导患者用药；③当皮肤出现脱皮或结痂时，不要撕剥；应使用电动剃须刀剃毛发，避免造成局部损伤。

147. 皮肤和黏膜反应在放疗结束后还需要持续多久？

照射部位涉及皮肤和黏膜的放疗，如头颈部肿瘤、食管癌、肺癌、胃肠道肿瘤等的放疗，放疗期间及放疗后患者通常会出现皮肤反应和口腔/食管/胃肠道黏膜反应，治疗结束时可能是比较严重的时候，放疗结束后还会持续多长时间呢？

有两个非常重要的因素会影响这个时间：①黏膜溃疡的范围和深度：放疗结束时如果黏膜溃疡范围较大，疼痛比较明显，如果医生告诉患者是Ⅲ度的黏膜反应，持续的时间会在2周以上；②是否同时合并化疗：现在局部晚期鼻咽癌放疗时大多合并同期化疗，同期化疗的第三疗程通常在治疗的最后3天才完成，治疗结束时它对黏膜的损伤还尚未完全体现出来。另外，放疗同期合并化疗的患者黏膜的反应程度比单纯放疗重。所以，同期放化疗患者在治疗结束时可能最严重的黏膜反应还未表现出来，在治疗结束后2周仍然是比较严重的时候，一般需要1个月甚至更长的时间才能好转，在这段时间里，需要按照在治疗期间一样注意口腔黏膜和皮肤的护理。

148. 放疗过程中为什么要进行中期疗效评价?

肿瘤放射治疗的疗效与几类因素有关系，第一类是肿瘤本身的因素，如肿瘤病程的早晚、肿瘤生长方式、破坏了哪些结构。与重要的组织器官（如脑干、脊髓、眼、视神经等）的关系，肿瘤对放射治疗和化学治疗的敏感性等。第二类是患者因素，如患者的身体强壮与否、年龄、有没有合并症、能不能耐受放射治疗。第三类就是治疗相关因素，如治疗的位置准确与否、剂量是否足够，另外就是放射治疗是否有调整的可能。

影响疗效的几类因素中，对一个具体的患者来说，第一类、第二类以及第三类的前部分都基本上是固定的。那我们就看看在放射治疗本身上有哪些可以影响疗效。简单地讲影响因素有 3 个，即总剂量（控制肿瘤需要的剂量）、分次剂量（每天照射多少剂量）和总的治疗时间（治疗天数）。他们的关系是总剂量＝分次剂量×治疗天数，从这个关系来看，如果总剂量确定了，其余两个因素中只要有一个变了，另一个就会跟着改变。总剂量与肿瘤的期别、大小（体积）有关，通常在治疗前会确定好。那么，分次剂量的大小对肿瘤的影响关系有多大？值不值得调整？调整的依据是什么？一般来讲，放射抗拒的肿瘤分次剂量稍大效果要好，但是不能无限大，否则会伤及周围正常组织。

怎样判断肿瘤对放射治疗抗拒或是敏感，现在还没有绝对准确的办法能够在治疗前就测定出肿瘤对放射是否敏感，有些方法可以提供参考。实践是检验真理的唯一标准，肿瘤治疗了一段时间，可以根据肿瘤缩小的情况判断是否敏感，为了保证调整及时可行，中期复查就显得非常重要，当放射治疗 4～5 周时进行中期检查，能够帮助医生确定是否需要调整单次剂量，提前判断治疗结束时是否有肿瘤残存，是否需要增加照射剂量。

还有一种情况，肿瘤在治疗前非常大，而且对放射治疗比较敏感，从每周一次的体格检查中能够初步看出来，这种情况更有必要进行中期疗效评价，甚至更早些时候的疗效评价。根据具体情况做适当调整，可以帮助我们更加准确的照射肿瘤，更好的保护正常组织，使患者得到更好的疗效和高品质的生活质量。

149. 怎么自我检测放射治疗的效果？

对患者来讲，最关注淋巴瘤对放射治疗是否敏感，治疗效果好不好，在治疗过程中，有没有办法自我检测疗效呢？让自己心里有底呢？

对不同的淋巴瘤，患者能够自己判断的程度是不一样的，对看得见，摸得着的，比较好判断，对那些位置深，查体看不到的淋巴瘤自我判断比较难。患者可以用以下的方法试着帮助判断效果，当然最终的判断仍然需要医生来决定。

最主要的是根据症状的变化来判断是否有效，也就是说，患者是因为什么原因去医院看病的，这些原因在治疗后有没有变化，如果有变化，说明治疗起作用了。例如，患者因为鼻涕带血就诊的或者合并有鼻涕带血，治疗后，鼻涕带血减少或消失，说明可能有效。颈部的包块明显缩小等，都能反映治疗有效。可以根据这些来判断，每一点进步和改善，患者能够体会、了解，增强治疗的信心。当然，具体疾病需要具体分析。

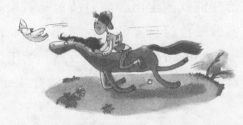

150. 放疗期间不想吃饭怎么办?

放疗的全身反应包括食欲下降,也就是说不想吃饭,严重时见到饭菜就想吐(这种情况少见)。还有些患者放疗过程中需要接受化疗,更会加重全身反应,多见食欲下降。①患者要从思想上战胜自己,树立克服困难的信心;②医生会给予一些改善食欲、减轻放疗/化疗不良反应的药物;③经常变换食物的种类和口味,从感官上增加食欲。

151. 放疗期间白细胞减少怎么办? 需要停止放疗吗?

放疗期间常见白细胞减少,但多数患者白细胞减少的程度比较轻微,而且下降过程也比较缓慢,对治疗的影响较小。还有些患者在放疗前或者放疗期间同时接受化疗,对血象影响较大,有时会出现Ⅲ~Ⅳ度的**骨髓抑制**,白细胞可能会少到一个比较低的水平。这种情况下,医生会给予药物治疗,患者也要加强营养供给,尽快恢复白细胞/血小板的水平,纠正贫血等。

如果血液学毒性达到Ⅳ级,应该停止放疗,尽快恢复,同时避免感染。

152. 放疗期间需要使用治疗辐射损伤的药物吗?

目前,治疗**辐射损伤**的药物较少,有些药物具有减轻放疗损伤的作用,可以考虑适当使用。但由于不同疾病照射部位不一样,损伤的类型和机制也有差别,需要具体疾病具体分析,需要咨询患者的主管医生。

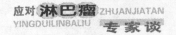

153. 放疗期间如果机器坏了，放疗中断会影响疗效吗？

肿瘤放射治疗的安排是周一至周五连续治疗 5 次，周六、周日休息，这是有计划的安排。这样的安排有几个好处：①肿瘤组织受到连续 5 次的放射治疗后，能够累积足够的杀伤作用；②休息 2 天，使损伤的正常组织得以修复，正常组织的修复能力和恢复速度比肿瘤组织快，休息 2 天再开始新的一轮治疗；③利用 2 天检修机器，使其保证良好的性能。

治疗中要尽可能地避免中断治疗，要避免一切非计划需要的治疗中断，尤其是口腔反应重的时候。因为非计划的中断治疗使总的治疗时间延长，这种治疗时间的延长会导致肿瘤局部控制率下降，主要是肿瘤有一个特性：当肿瘤细胞杀死到一定程度时，会出现比原来生长速度更快的情况，医学上称肿瘤细胞的加速再群体化，以前称加速再增殖，从字面上就能理解成肿瘤细胞生长更快了。这个时间点大多在放疗开始后的第 21 天以后，而这个时间也是患者出现口腔黏膜炎，引起咽痛，影响进食或者其他不良反应出现的时候，有的患者希望能够停一停放疗，待症状减轻点再治疗，但来自医生的建议是，不要中断放疗，在积极处理这些不良反应的同时，坚持按计划完成放疗，以保证疗效。

加速器有出现故障的时候，特别是夏天，加速器故障率会增加；有时候会赶上国庆，春节等长假，这些都有可能导致治疗的中断，为了避免这些情况导致的非计划性治疗中断，医院可以采取机器小故障当时修，中等故障不过夜，大故障周末和节假日加班等办法，将对患者治疗中断的影响降到最低，确保治疗质量。

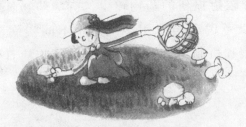

154. 放疗期间患者能洗澡吗?

可以洗澡,使用比较温和的沐浴液,并注意保护好医生在患者皮肤上画的标记,标记线会随着时间的推移变淡,尤其在夏天,更容易变得不清楚,在洗澡前,先看看标记线是否清楚,如果不清楚,先请医生重新画再洗澡。洗澡时动作要轻柔,不要抠和搓擦放疗区域的皮肤,水温不宜过高。

155. 放疗期间患者可以做运动吗?

可以做适当的运动,原则是运动后不感到疲劳为宜。

156. 放疗后什么时候复查? 复查时需要查哪些项目?

淋巴瘤患者接受治疗后对复查的具体要求,一般放疗后 1 个月复查,观察肿瘤消退情况和正常组织恢复情况,以后 2 年内每 3 个月复查 1 次,2 年以后每半年复查 1 次,5 年以后每 1 年复查 1 次。有症状复发或异常情况出现时,应及时到医院进行复查。

复查的项目与治疗时的检查项目基本一致,有特殊提示时,会给予一些特殊的检查。

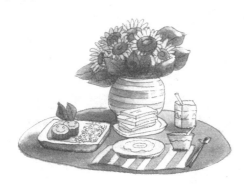

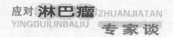
157. 放疗结束后一段时间内需要继续使用放疗辐射损伤保护的药物吗？

如果放疗反应比较重，可以考虑继续使用一段时间的放疗**辐射损伤**保护药物，患者皮肤、皮下组织出现纤维化，可考虑使用较长一段时间 γ-干扰素。

158. 在放疗后的日常生活中需要注意什么？

淋巴瘤患者接受治疗后在日常生活中应注意：①保持良好的心态和积极的生活态度，相信自己能够康复和彻底战胜肿瘤；②保持良好的生活习惯，正常作息，不过度疲劳；③坚持适当锻炼，强度以不累为原则；④加强功能锻炼，如头颈部肿瘤患者治疗结束应练习张嘴、转头，乳腺患者治疗后应加强上肢功能锻炼等；⑤定期到医院进行复查。

159. 接受放疗期间能和亲人接触吗？

淋巴瘤不是传染病，不会传染给周边的人。体外照射的放射线以及**后装放疗**的放射线不在患者体内存留，不会发生辐射污染。接受放疗的患者可以和亲人接触，而且和亲人在一起，会让患者感受到亲情，充满温暖，增加战胜疾病的信心。

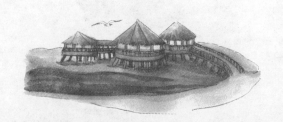

160. 放疗和核辐射有关系吗？

生活中我们经常听到核辐射这个词，比较熟悉的有二战期间在日本广岛和长崎爆炸的原子弹造成的核辐射，2011年发生在日本福岛核电站泄漏产生的核辐射，前苏联切尔诺贝利核电站爆炸事件导致的核辐射。这些核辐射事件导致很多人死亡，存活者中许多人后来患了肿瘤，并造成了严重的环境污染。这些事件都令人心生恐怖，以至于有些人谈"核"色变。

放射治疗的射线和核辐射完全是两码事，首先它的辐射源与核电站或原子弹的不一样。其次，医疗上的放射线和放射源都是可控的，它的储存、应用都有严格的管理制度保证安全，不会对患者、操作人员以及公众产生类似核辐射的危险。此外，目前大多数肿瘤治疗中心应用的放射治疗外照射机器都是直线加速器，只有在接通电源的情况下才产生射线，而且这些射线受到非常好的控制，操作人员、公众都是非常安全的。当然，在需要接触这些射线时，操作人员会告诉患者防护方面的知识。所以，大可不必在医生告知需要进行放射治疗时而感到紧张和害怕。

（三）内科治疗

161. 什么是化疗？

化疗是化学药物治疗的简称，是指用化学合成药物治疗肿瘤及某些自身免疫性疾病的主要方法之一。化疗是一种"以毒攻毒"的全身治疗方法。这类药物主要基于肿瘤细胞较正常细胞增殖更快的特点，通过直接破坏肿瘤细胞的结构或阻断细胞增殖过程中所需的物质来达到杀伤肿瘤细胞的目的。因此，化疗对正常细胞和机体免疫功能等也有一定程度的损伤，可导致机体出现不良反应。

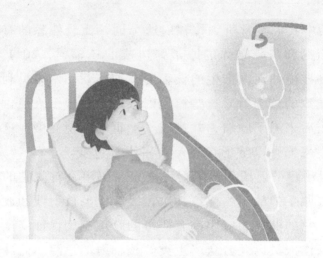

162. 化疗在淋巴瘤中的作用如何？

化疗是治疗淋巴瘤最主要的治疗手段，无论是早期还是晚期淋巴瘤。绝大多数的淋巴瘤对化疗药物敏感，化疗药物可以有效的杀伤肿瘤细胞，使肿瘤体积缩小，并迅速改善症状，通过化疗可以使很多淋巴瘤患者获得治愈。

163. 抗淋巴瘤化疗药物有哪几大类？

（1）按作用机制抗肿瘤化疗药物通常分为六类：①细胞毒类药物：此类药物作用于细胞的 DNA 和 RNA、酶、蛋白质而导致肿瘤细胞死亡，如氮芥、卡氮芥、环磷酰胺、白消安（马利兰）、洛莫司汀（环己亚硝脲）等；②抗代谢类药：此类药物对核酸代谢物与酶结合反应有相互竞争作用，影响与阻断了核酸的合成导致肿瘤细胞死亡，如氟尿嘧啶、甲氨蝶呤、阿糖胞苷、巯基嘌呤、呋喃氟尿嘧啶等；③抗生素类：有抗肿瘤作用的抗生素类药物，如放线菌素 D、丝裂霉素、博来霉素、多柔比星（阿霉素）、平阳霉素等；④生物碱类：主要为干扰细胞内纺锤体的形成，使细胞停留在有丝分裂中期，如长春新碱、长春碱、羟基树碱等；⑤激素类：能改变身体内环境进而影响肿瘤生长，有的能增强机体对肿瘤侵害的抵抗力。常用的有他莫昔芬（三苯氧胺）、雌激素、黄体酮、雄激素、甲状腺素、地塞米松等；⑥其他：不属于以上诸类，如甲基苄肼、羟基脲、顺铂、卡铂等。

（2）按其对细胞增殖周期的影响可分为三类：①周期非特异性药物：对增殖或非增殖细胞都有作用的药物，如氮芥类、环磷酰胺、抗生素类等；②周期特异性药物，作用于细胞增殖整个或大部分周期时相的药物，如抗代谢类药物；③周期时相特异药物：药物选择性作用于细胞周期的某一个时相，如阿糖胞苷、羟基脲抑制合成期，长春新碱对有丝分裂期的细胞有抑制作用。

164. 为什么大多数化疗方案需要联合几种化疗药物？

化疗药物按照机制分成很多种，在为患者治疗中多选用几种药物联合使用，偶尔也有单独使用的时候。肿瘤细胞在其生长过程中要分裂、增殖，在细胞分裂、增殖过程中会出现很多生物学过程，我们把它分成几个期别。有的药物能够对多种期别都起作用，而有的药物则只针对细胞的个别期别。很显然，如果能够联合使用多种化疗药物针对多种期别的肿瘤细胞，可以产生比单个药物更高的疗效。这就是为什么大多数化疗需要联合几种化疗药进行的原因。

165. 医生决定淋巴瘤化疗方案的依据有哪些？

淋巴瘤化疗方案的选择比较复杂，需要综合考虑不同的病理类型、肿瘤分期、治疗目的、原发部位、患者一般状况和合并疾病等因素。例如，从病理类型来说，高度侵袭性淋巴瘤往往采用非常强烈的化疗方案，而惰性的滤泡淋巴瘤，可能医生还会建议暂时观察，不急于治疗。当然由于年轻人对化疗药物的耐受性好，给药剂量会比老年患者相对充足。另外，不同的化疗药物会伴有不同的毒性，对于有诸如心脏病、糖尿病、慢性肝炎、肾病等伴随疾病的患者，还需要根据毒性差异，适当调整药物，尽可能降低毒性。

166. 淋巴瘤已经是晚期，化疗还有意义吗？

一般认为，肿瘤到了晚期就无法治愈了。这一概念有时候是对的，如肺癌和乳腺癌，一旦发生多发的远处转移，手术和放疗作为局部治疗手段，已不能根除肿瘤，而单纯的药物治疗也不能完全消灭肿瘤细胞，以目前的治疗水平，晚期的肺癌和乳腺癌仍属于不可治愈的肿瘤。

淋巴瘤与肺癌、乳腺癌不同，淋巴瘤属于药物高度敏感肿瘤，不论病期早晚，部分侵袭性和高度侵袭性淋巴瘤是可以通过单纯的药物治疗获得治愈的。即使是目前药物不能治愈的惰性淋巴瘤，化疗也可以使患者的带瘤生存时间延长。

通过简单的静脉内输注药物的治疗方式，可以使绝大多数患者的肿瘤迅速缩小，症状完全改善，所以淋巴瘤即使已是晚期，也要树立积极治疗的信心，争取治愈或是长期带瘤生存。

167. 淋巴瘤首次化疗常用治疗方案及化疗药物有哪些?

淋巴瘤分为霍奇金淋巴瘤与非霍奇金淋巴瘤两大类，二者的化疗方案也有较大差别。

霍奇金淋巴瘤的治愈率通常高于非霍奇金淋巴瘤，常用的化疗方案包括 ABVD（多柔比星+博来霉素+长春花碱+达卡巴嗪）和 BEACOPP 方案（博来霉素+依托泊苷+多柔比星+环磷酰胺+长春新碱+甲基苄肼+泼尼松）等。两个方案的药物组成和毒性有很大差别，BEACOPP 方案的疗效更好，但毒性也大，所以通常会用于年轻、分期晚和复发风险大的患者。总之，对于早期霍奇金淋巴瘤，采用化、放疗联合治疗的 5 年无病生存率可以达到80%以上，晚期霍奇金淋巴瘤也可达到 60%以上。

非霍奇金淋巴瘤治疗方案的选择较霍奇金淋巴瘤复杂，因为非霍奇金淋巴瘤包括 50 种以上不同的病理类型，不同病理类型对不同药物的敏感性和疗效具有差异。非霍奇淋巴瘤根据肿瘤生长速度的快慢可以分为高度侵袭性、侵袭性和惰性淋巴瘤三大类。治疗方案和治疗策略的选择也分为三类，高度侵袭性往往选择最强烈的化疗方案，侵袭性淋巴瘤常用的化疗方案为 CHOP（环磷酰胺+多柔比星+长春新碱+泼尼松）方案，如果是 B 细胞淋巴瘤，常可选择 R-CHOP（利妥昔单抗+环磷酰胺+多柔比星+长春新碱+泼尼松）方案。惰性淋巴瘤因为总体上属于化疗不可治愈的肿瘤，方案的选择个体化较强，需要综合考虑疗效、患者的耐受性和治疗目的等，常用的一线治疗方案包括 R-CHOP 和 R-FC（利妥昔单抗+氟达拉滨+环磷酰胺）等。

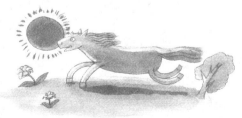

168. 淋巴瘤患者化疗的疗效不好怎么办?

霍奇金淋巴瘤首次治疗的总治愈率约为80%，非霍奇金淋巴瘤约为40%，也就是说，约有20%的霍奇金淋巴瘤和60%的非霍奇金淋巴瘤患者会出现肿瘤复发或治疗中进展。即使初治疗效不好也不要悲观，因为淋巴瘤属于化疗敏感肿瘤，复发后再次化疗仍有一定的治愈率。复发后再次治疗的疗效与曾经接受过治疗的强度、复发时间和身体一般状况等因素有关。一般来说复发距离首次治疗的间隔时间越长、既往治疗方案数越少和身体一般状态好，疗效越好。另外，对于一般状态好的中青年复发患者，医生可能会建议做造血干细胞移植治疗。

169. 什么是造血干细胞移植? 哪些淋巴瘤患者适合做干细胞移植?

多数有效的抗肿瘤药物都对正常的骨髓细胞有破坏作用，**骨髓抑制**是抗肿瘤药物的主要剂量限制性毒性之一；而另一方面，对于某些肿瘤，提高治疗剂量可以更大程度地杀伤肿瘤细胞。达到治愈的目的。造血干细胞移植，是在给予大剂量化疗甚至达到骨髓毁损性的高剂量化疗/放疗后，通过移植自体或异基因的造血干细胞，重新挽救和恢复患者骨髓造血功能的治疗方法。

适合做造血干细胞移植的患者一般为复发的淋巴瘤患者，无论是霍奇金淋巴瘤还是非霍奇金淋巴瘤，另外还包括一部分具有高危复发风险的患者。

170. 造血干细胞移植有哪些不同分类？

造血干细胞移植可以分为异基因移植和自体移植两大类。异基因移植的造血干细胞可来源于人类白细胞相关抗原（HLA）完全相合的兄弟姐妹、部分相合的家庭成员、部分相合的非血缘相关供者，以及血缘相关或非相关的脐带血供者等。自体移植是指造血干细胞来源于患者自身。

造血干细胞可以通过在全麻下从骨盆骨中多次抽吸骨髓的方法获得（骨髓移植），也可以通过白细胞分离法从外周血中获得（外周血干细胞移植）。

自体造血干细胞移植是应用患者自身的造血干细胞，在高剂量治疗后重建造血功能的治疗方法。与异基因移植相比，主要的优势包括：①解决了供者问题，使更多患者适合接受移植；②不存在移植物抗宿主效应，因而更加安全。不利之处包括：①患者自身的造血干细胞可能受到肿瘤细胞的污染；②因不存在移植物抗肿瘤效应，治疗后复发率高于异基因移植。

自体或异基因造血干细胞移植的选择，主要取决于肿瘤的病理类型和患者自身的特点。目前自体造血干细胞移植主要应用于非霍奇金淋巴瘤、霍奇金淋巴瘤和多发性骨髓瘤，异基因移植主要适用于急性、慢性髓细胞白血病，急性、慢性淋巴细胞白血病等血液系统肿瘤。

171. 完成造血干细胞移植有哪些过程？

造血干细胞移植的过程可以分为干细胞采集、高剂量治疗和造血干细胞回输/骨髓功能重建三个主要阶段。高剂量治疗方案，又称为预处理方案，可以是单纯化疗、化疗/全身放疗联合或化疗/全淋巴结放疗联合，因含放疗的预处理方案毒副作用大，疗效并未证实有显著优势，现多采用单纯化疗的预处理方案，药物剂量可以是常规剂量的数倍至十数倍不等。

172. 什么是化疗方案？

当肿瘤专科医生给肿瘤患者实施化疗时，会针对不同的肿瘤类型、患者当时的身体状况和既往的治疗情况来选择合适的化疗方案进行治疗，化疗方案通常是一种或几种化疗药物的联合应用。为什么将几种药物联合应用呢？因为化疗的主要目的是最大限度地杀伤肿瘤细胞，同时还要减少化疗药物对人体正常细胞的不良反应，所以医生会考虑药物对肿瘤细胞的杀伤力、药物的毒性、对肿瘤分期的影响，以及患者的耐受情况，从科学的化疗方案中选出最优的方案进行治疗。

173. 什么是一线化疗？什么是二线化疗？

第一次化疗时采用的化疗方案称一线化疗，这个化疗方案往往是经过长时间的临床研究显示对大多数患者来说疗效最好，且可以重复的治疗方法，不良反应相对能接受、价格也能够接受的性价比最高的化疗方案。但没有一个药物或治疗方法是永远有效的，几个周期一线化疗后如果疗效不好就应该换另一种化疗方案，此方案称二线化疗。多数情况下，一线化疗的效果要好于二线化疗。

174. 应该如何选择进口药物和国产药物？

进口药物和国产药物都是经过国家药监局审批的正规药物，只要是同一种药物，其成分是一样的，理论上起的作用也应该是一样的。但进口药物和国产药物在制作工艺上多少会有区别。在仿制药品用于临床前，有关部门会比较国产药物与进口药物的疗效与不良反应，一般来讲不会有很大差别，否则就不会被批准在国内使用。究竟怎么选药，患者有很大的发言权，就像国产电视和进口电视一样，患者主要根据自己经济状况或其他因素来选择。

175. 什么是靶向治疗？

所谓的分子靶向治疗是指药物进入体内会特异地选择分子水平上的致癌位点来相结合发生作用，使肿瘤细胞特异性死亡，而不会波及肿瘤周围的正常组织细胞。所以分子靶向治疗又被称为"生物导弹"，一般只对肿瘤或少部分正常细胞有抑制作用，其特点是高效、低毒，是一种理想的肿瘤治疗手段。例如，淋巴瘤治疗中最早应用的靶向药物利妥昔单抗，是一种可以与 B 细胞膜表面的 CD20 分子结合的抗体类药物，仅对表达 CD20 分子的肿瘤细胞和正常 B 细胞有杀伤作用，对其他细胞没有影响，因此，不良反应相对较低。目前还有很多有前景的针对淋巴瘤的靶向药物正在研发中，未来必将进一步提高淋巴瘤的疗效。

176. 淋巴瘤化疗后多长时间可以看出疗效？

根据肿瘤病理区别类型不同淋巴瘤化疗后见到疗效的时间长短也不同，淋巴瘤属于化疗非常敏感的肿瘤，因此，给药后通常

1 周内就会看到肿瘤缩小，有些更加敏感的患者，给药当天就出现肿瘤缩小，症状改善。

177. 化疗周期是指 1 周吗？

化疗周期是指本次化疗第一天始到下一次化疗开始用药前的时间。化疗方案不同，化疗周期长短不一。化疗周期的长短一般是根据化疗药物的**药代动力学**特点和肿瘤细胞的增殖周期来决定的。根据化疗药物不良反应及人体恢复周期，从使用化疗药的第 1 天算起，至第 21 天或 28 天，即 3~4 周称之为 1 个周期。

178. 化疗是天天做吗？

化疗方案通常是 3~4 周为 1 个周期，要化疗 4 个周期，是否需要在医院治疗 12~16 周，也就是 3~4 个月呢？不是，化疗的 1 个周期包括用药的时间和休息时间。在 1 个周期中不是每天都用化疗药，多数化疗方案在每 21 天或 28 天里，只有前 3~5 天使用化疗药物，其余时间休息。某些靶向药物使用的时间会相对较长，如重组人血管内皮抑制素（恩度）就需要连续使用 14 天，每天用药 4 个小时。药物使用的频率是根据其不良反应、代谢时间及人体恢复周期而决定的。总的来说，不论什么样的治疗方案，每个周期都会有一定的休息时间。

179. 如何正确对待化疗，消除恐惧？

由于化疗有恶心、呕吐、腹泻、脱发、肝功能损害以及白细胞减少等不良反应，不少患者认为化疗会削弱已经患有重病、或刚经历大手术创伤的身体，是得不偿失，因而拒绝做化疗。其实，在目前对癌症的有效治疗手段中，手术及放疗均是局部治疗手段，唯有化疗才是全身性治疗，当然中医药或免疫治疗等也是全身治疗，但就其对肿瘤细胞的杀伤性而言就远不如化疗。

肿瘤患者应该避免盲目的做化疗，应该找有资质的肿瘤内科医生制订化疗方案。而对于由化疗而引起的呕吐、脱发、白细胞减少等不良反应，目前有很好的止呕药、升白细胞药、保护肝肾功能的预防措施等予以处理，能较好地控制化疗不良反应。有些患者在化疗前给予止呕药甚至不会出现呕吐的反应；对于脱发的患者，化疗后头发还可以再生，所以完全不必惧怕化疗。

180. 是不是化疗的不良反应越大疗效越好

只要化疗，不良反应几乎不可避免。不能根据化疗不良反应的程度来判断化疗效果；并不是化疗反应越大效果越好、没有化疗不良反应就没有效果。化疗成功与否，在很大程度上取决于如何解决好疗效与不良反应之间的关系。不同的个体对药物的吸收、分布、代谢、排泄可能有差异，要密切观察与监测。这不意味着为了追求疗效就可以无止境的增加剂量，在剂量增加的同时，不良反应也在增加，在患者可以耐受的不良反应情况下兼顾最适合患者的最大剂量才是保证疗效的最好方法。

181. 怎么才能知道化疗药物是否有效？

相信每位患者在化疗前都会做一些检查，这些检查起着很大作用。从第一次开始使用化疗方案起，大部分方案进行一段时间后会再次做一些辅助检查，如血清肿瘤标志物、CT 检查等，医生会结合患者相应症状的减轻程度，体格检查的差异，影像学检查及其他辅助检查的改善情况，综合的评估化疗药物是否有效。

182. 自己如何评价化疗的疗效？

在化疗药物治疗过程中，正确评价药物的有效性是十分关键的问题。化疗前后都会反复做血液学检查和 CT 等评价化疗疗效，医生总会用肿瘤完全缓解（CR）、肿瘤部分缓解（PR）、肿瘤稳定（SD）、肿瘤进展（PD）这类的医学用语来总结这段时间的治疗效果。实际上对于大多数药物治疗不敏感的肿瘤或晚期肿瘤患者，如果我们一味强调理论上的 CR、PR，是不切实际的。医生治疗肿瘤时不但会看肿瘤大小的变化，更需要考虑到患者的生存质量、生存期的长短。很多晚期肿瘤患者通过综合治疗可以长期"带瘤生存"，这样的治疗疗效和实际意义不亚于 CR、PR 的结果。

183. 为什么有的人化疗效果很好，而有的人化疗效果不好？

化疗的效果主要与肿瘤对药物的敏感性有关。是否有效主要取决于肿瘤的特点以及个体间的差异，例如，同样是肺癌，小细胞肺癌化疗的效果很好，大多数患者化疗后肿瘤会明显缩小甚至消失。相比之下，非小细胞肺癌化疗的效果就没那么好。即便同样是肺腺癌，用了同一种药，有的人特别有效，有的人却无效，均是由患者个体间的差异造成的。淋巴瘤也是如此。

184. 如果化疗效果不好，该怎么办？

化疗效果不好时，最好与主治医生沟通，分析治疗无效的可能原因。对于某种癌症的患者来说，即使采用目前最有效的方案，仍有一部分患者无效。由于影响化疗疗效的因素很多，对某一个特定的患者而言，目前又没有特别有效的方法提前预知哪些化疗方案有效，哪些无效，只能通过化疗以后才知道疗效如何。当然，化疗也不是完全盲目的，有经验的医生会根据患者肿瘤的各种特点，选择一个最适合于该患者的化疗方案。万一该方案无效，也会分析治疗失败的原因，提出下一步的合适治疗方法。

185. 化疗期间还可以上班吗？

随着医学领域的不断发展，肿瘤已渐渐脱离了"谈虎色变"的窘境。现在的化疗不再是"死去活来"，如果化疗反应不大，一般情况允许，在化疗间歇期是可以工作的。但也要看你的工作性质，如果是强体力劳动，最好还是避免，因为化疗间歇期难免还会出现**骨髓抑制**，此时免疫力相对低下，适当的休息与睡眠有利于免疫力的恢复，也可以降低感染风险。如果是办公室工作，不过度劳累，对身体影响不大，患者可酌情协调。

186. 如何判断化疗的耐受性？

化疗过程中可能会出现许多不良反应，或者只出现部分，也可能没有任何不良反应出现。这些都取决于化疗药物的种类和剂量，以及每个不同机体对化疗药物的反应。不良反应持续的时间主要取决于身体状况和所采用化疗方案，正常细胞一般在化疗结束后会自我修复，所以大多数不良反应在化疗结束后会缓慢消失，极少的不良反应会持续较长时间。在每个化疗方案实施之前，医生和护士都会询问患者很多看似"不相关"的事情，如有没有高血压、糖尿病、胃溃疡等基础疾病，是否吸烟、经常喝酒，有没有食物或是药物过敏，可不可以爬上3楼，中间需要休息几次等，并为患者测量身高和体重，这些问题都可以判断患者当时的体力状况，再去选择可以耐受的合适方案，每个人的药物剂量都是根据身高、体重计算出来的。

187. 输注不同化疗药物时，患者应注意哪些内容？

使用化疗药物前、中、后患者应该注意的问题很多。要积极配合医生的安排，争取获得最大的治疗效果，并将不良反应控制在可以接受的范围之内。一般来讲，化疗前应该早早休息，不熬夜，不管患者是看体育赛事、打牌，还是与人彻夜长谈，这些都不应该，这会直接影响次日患者对药物的耐受性；另外，有些化疗还要求同时口服一些药物，如抗过敏药、防水钠潴留（水肿）药物、防止出现严重不良反应的药物；化疗期间应该进食一些富含营养、又易于消化且富含纤维素的食物；还要经常和医生沟通，询问注意事项。

188. 淋巴瘤的化疗是否会影响生育？

淋巴瘤化疗后，还能正常生育吗？对于年轻的想要生儿育女的患者，是否可以拥有健康的下一代是很重要的问题。而淋巴瘤是一个发病年龄相对较轻，特别是霍奇金淋巴瘤，50%以上的患者年龄<35岁。

化疗对于男性和女性生殖功能的影响有所不同。

成年男性的精子形成很容易受到化疗药物的影响。化疗期间，精子的数目会减少，治疗结束 3 个月后，会逐渐恢复正常，恢复的程度因使用药物的种类和强度而有所不同。一般来说，烷化剂和顺铂对精子的生成最具有杀伤力。在应用常规剂量时，精子数量会在 1 ~ 3 年后回升到正常水平，但如果是高剂量化疗，可能会造成长期精子不足而导致不育。

成年女性生殖细胞的变化和男性大不相同。女性进入青春期后，卵子已经不再分裂，总数约 30 万颗，在卵巢中待命，接收到雌激素作用后会产生排卵以备受孕。如果这些雌激素的作用失调，使得卵子不能顺利排出，生殖就会受到影响。所以成年女性化疗后的不孕是激素调节失调无法排卵所致，而不是卵子直接受到伤害。化疗药物可以使卵巢滤泡细胞受到伤害，无法正常分泌雌激素，造成停经或无排卵性月经，导致不孕。其实影响女性生殖功能的因素很多，包括治疗前月经周期的规律性、避孕药物的使用、情绪的困扰、体重的变化等，化疗的影响只是其中的一部分。会造成卵巢生殖功能受损的化疗药物仍以烷基类化疗药为主，而且和药物剂量的累积有极大的关系。

至于青春期前的儿童患者，在接受化疗后，对生殖功能的影响也是男女有别。男性儿童生殖上皮细胞在青春期前因尚未进入分裂增殖阶段，理论上较不易受到化疗药物的伤害。但实际上，这些患儿在成年后，精子数目多少会受影响。但是不会影响进入青春期的年龄，也不会影响体格发育。相反，女孩子对化疗的耐受性最好，化疗药物对青春期的发育和月经初潮的影响有限。

治疗非霍奇金淋巴瘤的最常用化疗方案为 CHOP（环磷酰胺+多柔比星+长春新碱+泼尼松），其中属于烷化剂的药物为环磷酰胺，但环磷酰胺对于生育的影响较同属烷化剂的氮芥和甲基苄肼弱。而霍奇金淋巴瘤的常用方案 ABVD（多柔比星+博来霉素

+长春花碱+氮烯咪胺）无论对男性和女性的生殖影响都很小。如果治疗中需要使用含有氮芥和甲基苄肼等严重影响生育功能的烷化剂或顺铂，青春期及成年男性，可以考虑在治疗前先收集精子并冷存，以备不时之需。收集卵子的可行性仍在研究中。

一般而言，至少在化疗结束后的半年内，应尽量避免妊娠，以减少母亲和胎儿的危险性。根据目前现有资料显示，接受化疗患者所生育的下一代，在学习能力和各方面的表现与一般人没有明显的差别。在遗传性疾病和基因突变的发生率方面也与一般人相差不多。

总而言之，化疗的确会伤害到生殖能力，但除了少数抗癌药物外，大部分药物对生育功能的伤害是微小而暂时的。有了正确的概念，希望大家可以更加安心的接受完整治疗。

189. 化疗期间饮食应注意些什么？有忌口吗？

化疗中应注意饮食问题，尤其是中国人，对此非常重视。但是现实中对这个问题的认识存在着许多误区。受传统的思维影响，人们有很多奇怪的认识，如忌口的问题，治疗中不能吃无鳞鱼、不能吃蛋白质、不能吃羊肉等；还有的患者认为应该使劲补，天天补品不离口。出现这些现象与传统思维方式有关。食物对疾病产生影响的疾病其实并不多，如食用海产品对甲状腺功能亢进、食用过多的淀粉或含糖的食物对糖尿病、饮酒及海鲜火锅等对痛风会出现影响，但是一般的鱼、肉类食物对肿瘤并没有影响，一些不实的传言并没有科学证据来支持。设想一个肿瘤患者本来身体就受到疾病的困扰，常出现营养不良，如果再不及时补充则会对患者的病情造成消极的影响。化疗期间患者常常有**胃肠道反应**，如恶心、呕吐、食欲不好等，这时饮食应该清淡，但应富于营养，并且应服用一些纤维素以帮助患者解决便秘问题。化疗过后休息阶段可以再适当地增加营养。有人认为，应多食补品，补品是什么？其实只是个概念而已，有些补品含有激素，对患者无益，只要患者有食欲，其实正常的饮食就是最好的补品，同样的花费可以获得更多的回报。

190. 化疗过程中会出现哪些不良反应？

化疗过程中常见不良反应包括**胃肠道反应**（恶心、呕吐）、**血液学毒性**（白细胞减少、血小板减少、贫血）、肝**肾毒性**（肝、肾功能异常）、**神经毒性**（手脚麻木、耳鸣）、皮肤毒性（脱发、脱皮、皮疹、脓疱）、心脏毒性（心慌、心律失常、心绞痛）、乏力等。

191. 如何减轻化疗的不良反应？

目前，已经有很多方法来预防或减轻化疗的近期不良反应，如化疗前预防用镇吐药能减轻恶心、呕吐，白细胞或血小板减少的患者可以应用升白药或升血小板药。关节酸痛患者可用芬必得之类的镇痛药加以缓解。但对**神经毒性**、脱发目前还没有好的预防办法，此外，治疗后导致的第二原发癌等也无法预防。患者应尽可能保持战胜疾病的决心和克服困难的信心，因为心情越差越容易陷入反应越大的恶性循环。

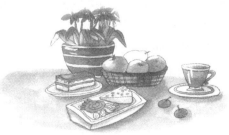

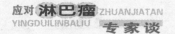
192. 化疗患者为什么会掉头发？如果头发掉了该怎么办？

化疗药物进入体内后会抑制组织的生长，而机体内生长最为旺盛的组织最容易被抑制，这些旺盛的组织常见于骨髓、胃肠道黏膜等，发根也是生长极为旺盛，因此也容易被化疗药物所抑制。化疗后一旦发根被抑制就会掉头发，有的人掉得更加明显，甚至眉毛、胡须及其他体毛都掉光。但是当化疗结束后这些抑制毛发生长的因素就逐渐淡出了，毛发的发根又会逐渐恢复生长，个别患者重新长出的头发还是卷发，但时间久了还是会变成直发。在医院里化疗后出现脱发的现象十分常见，别人不会用惊异的目光看患者，但在其他场合患者可能会感到尴尬。有别人对患者不了解，也有过多的自我暗示。如果要解决这种现象，可以到商店去购买假发。戴假发不光是患者的专利，也是很多人的爱好，患者可以随心挑选中意的假发，体会平时不曾尝试的事物。当然随着科技的进步，有些治疗药物已经有所改进，相信治疗后掉头发的现象会逐渐得以改善。

193. 化疗后呕吐怎么办？

呕吐是患者对化疗药物常见的不良反应，以往没有有效的镇吐药物，所以用药后呕吐明显，据老医生们讲，很多年前患者抱着脸盆吐。随着对化疗后患者呕吐的机制的了解，开发了很多有效的镇吐药物，极大地缓解了患者的消化道反应，现在已经很少再看到因为长期呕吐反应而不能坚持化疗的患者了。镇吐药物大多是经静脉使用，也有口服的，可以结合使用，效果不理想的还可以结合激素（地塞米松）治疗。但是，这些镇吐药物也会出现一些不良反应，如便秘、腹胀等。

194. 化疗后恶心，但又吐不出来怎么办？

化疗后恶心是非常常见的不良反应，一般都伴随着呕吐，但是有些患者恶心后，又吐不出来。治疗中可以采用加强镇吐效果的方法，如加用激素治疗（地塞米松），最大限度地减轻不良反应。但应该注意，使用镇吐药物也有不良反应，患者出现便秘、腹胀，要综合考虑这些因素，适当情况下，结合胃肠动力药物，如吗丁啉，可收到更为理想的效果，追求治疗的总体效果。

195. 化疗后大便干燥怎么办？

一些患者化疗后会出现大便干燥，主要的原因可能是用了镇吐药物。镇吐药可以抑制化疗后的恶心和呕吐，但是其自身的不良反应就是便秘和腹胀等。药物性的便秘只要不严重，待化疗停止后就会逐渐恢复。如果便秘非常严重就应该在医生指导下使用一些通便药，或使用开塞露等。应该注意，化疗期间多进食含纤维素多的食物，以创造正常的胃肠环境。

196. 化疗后出现腹泻怎么办？

了解使用的化疗药物中是否有腹泻的不良反应。出现化疗药物引起的腹泻症状，应遵医嘱给予止泻及补液等药物治疗。其次应该注意观察记录排便的次数和性质。要重视腹泻程度和其他症状，如发热或寒战、口渴、脉搏快、眩晕和严重腹痛等。及时通知医生，以免发生不良后果。

腹泻次数较多者会持续对皮肤产生刺激，导致局部皮肤破溃。所以每次排便后要用清水和肥皂清洗肛门和骶尾部，用软毛巾擦干。保持局部皮肤的清洁、干燥，还可涂氧化锌软膏。穿松软的棉质内衣。

进食对胃肠道刺激小的食物。不宜吃粗粮、含油量高的坚果、含酒精或咖啡因饮料、牛奶及奶制品。吃少渣、增加大便固形的食物，如米饭、馒头、苹果酱、浓缩果汁、温茶及葡萄糖饮料。因为糖可以帮助将钠和水分重吸收到体内。少量多餐，忌生冷食品。

197. 化疗后出现口腔黏膜炎和溃疡，有什么办法可以减轻疼痛？

化疗后患者出现口腔黏膜炎和溃疡是化疗药物的不良反应，甲氨蝶呤等药物引起的最明显，当出现了口腔黏膜炎和溃疡应该告知医生，经检查后可以做相应的处理。口腔溃疡患者要保持口腔卫生，饭后口腔中不要残留食物残渣，多漱口；有些漱口液帮助使溃疡愈合，还可以用含有中性粒细胞及巨噬细胞集落刺激生物因子（一种升白药物）的液体漱口，因其可以促进伤口愈合；可以局部外用麻醉药镇痛，帮助患者进食。

198. 化疗后手指和足趾麻木怎么办？

化疗后有的患者会出现手指和足趾麻木，多见于接受了具有神经毒的药物治疗后。具有神经毒的药物有长春新碱、长春花碱、紫杉醇、多西他赛、奥沙利铂等。出现**神经毒性**后首先应告知医生，经医生评估后，按照出现的严重程度为患者调整或修订治疗方案。轻度的手指和足趾麻木是可以承受的，但是当不良反应超过一定限度，经评估后应该减量或停止使用产生神经毒的药物。如果产生了手指和足趾麻木也可以用一些相关的营养神经的药物，但疗效常常不令人满意，因为神经的恢复时间较长，只有尽量预防才能避免出现严重的**神经毒性**。

199. 化疗中出现白细胞减少应注意哪些问题？

化疗过程中白细胞减少会导致被迫减量或停用化疗，近期容易造成严重感染，如果白细胞低于 $1.0×10^9$/L 持续 5 日以上，发生严重细菌感染的机会明显增加。此时可以根据白细胞减少程度选择一些合适的药物，如果白细胞略微减少，可以口服升白细胞药物，当白细胞减少程度较重应该使用粒细胞集落刺激因子。化疗给药结束，回家休息的过程中出现白细胞减少及时与主管医生联系，密切监测白细胞情况，并注意保暖及休息，避免着凉，避免过度接触人群，降低感染风险。

200. 化疗中出现血小板减少应注意哪些问题？

血小板减少会引起出血时间延长，血小板计数的正常值为（100~300）$×10^9$/L。理论上当血小板 $<50×10^9$/L 时，会有出血危险，轻度的损伤即可引起皮肤黏膜的淤血；当血小板 $<20×10^9$/L 时，出血的危险性增大，常可以有自发性出血，需要预防性输入血小板；血小板 $<10×10^9$/L 时容易发生危及生命的中枢神经系统出血、胃肠道大出血和呼吸道出血。化疗中出现血小板减少引起的严重出血并发症较少。有出血倾向的，应给予输注血小板以及止血药物；没有出血倾向者，若血小板 $>20×10^9$/L，

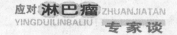
应卧床休息，避免磕碰，使用血小板生长因子等药物，观察病情。

201. 化疗中出现贫血应注意哪些问题？

血液中的红细胞为全身各组织器官提供氧气，当红细胞太少而不能向组织提供足够的氧气时，心脏的工作就会更加努力，患者感到心脏搏动很快。贫血会使患者感到气短、虚弱、眩晕、眼花和明显的乏力等。根据贫血程度的不同，医生会给予重组人促红细胞生成素、口服铁剂、维生素，甚至是输红细胞悬液以加快贫血的纠正。在药物治疗的同时也需要患者足够的休息、减少活动、摄入足够的热量和蛋白质（热量可以维持体重，补充蛋白质可帮助修复治疗对机体的损伤）、缓慢坐起与起立。

202. 淋巴瘤化疗中会输血吗？

在淋巴瘤的化疗过程中，有些患者可能出现严重的**骨髓抑制**，表现为白细胞、血小板和红细胞的显著下降。当血细胞和血小板严重降低时，需要输血进行补充。接受造血干细胞移植治疗的患者，均需输注血小板或红细胞来补充**骨髓抑制**期造血功能的不足。

203. 为什么将 Rh D 阴性血称"熊猫血"？

人类红细胞血型由多达三十多种的血型系统组成，ABO 血型与 Rh 血型只是其中的两种，但 ABO 和 RH 血型系统是目前与人类输血关系最为密切的两个血型系统。大家所熟知 ABO 血型系统将血型分为 A 型、B 型、O 型和 AB 型。而 Rh D 血型分为 Rh D 阳性和 Rh D 阴性。在给患者输血前对供血者和受血者这两种血型都要进行检测，以免出现严重的输血反应。当一个人的红细胞上存在 D 血型抗原时，被称为 Rh D 阳性，用 Rh D（+）表示；当缺乏 D 抗原时即为 Rh D 阴性，用 Rh D（-）表示。Rh D（-）的分布因种族不同而差异很大，白种人中的比例较高，约 15%。而我国汉族人群中绝大部分人为 Rh D 抗原阳性，Rh D 阴性者比例不足 1%，因为极其罕见，类似于国宝大熊猫，因此，Rh D 阴性血又被俗称"熊猫血"。Rh D 抗原对临床输血至关重要，如果"阴性血"患者接受了 Rh D 抗原阳性的血液可能引起严重的溶血性输血反应。

204. 血型检测常见结果包括哪些？

自从 Landsteiner 于 1900 年发现 ABO 血型后，至今已命名 30 个红细胞血型系统，发现了 300 多个血型抗原。目前与人类输血关系最为密切的是 ABO 和 Rh 两个血型系统。通常所说的血型检测是指 ABO 血型检测，有数据显示，我国汉族人群中四种血型的人所占比例分别为 A 型 20%～30%、B 型 20%～38%、O 型 30%～40%、AB 型 6%～12%。Rh 系统中最为重要的为 D 抗原，Rh D 血型分阴性和阳性两种，另外，Rh 系统的 C、c、E、e 抗原也与输血密切相关。

肿瘤患者由于自身体质的变化以及化疗、放疗等影响，容易发生血小板数量减少，输注血小板是重要的支持治疗，尤其是造血功能差的患者，往往需多次输注以维持体内血小板的数量。虽然在身体有明显的出血之前预防性输注血小板已很普遍，但至今仍无权威的研究表明，预防性输注就一定比有了出血症状后再输

（治疗性输注）效果好。我国《临床输血技术规范》建议，手术及创伤患者输注血小板的阈值为 $50×10^9/L$，血小板在（50~100）$×10^9/L$ 之间者，应根据是否有自发性出血或伤口渗血决定；对于内科患者，如血小板 $>50×10^9/L$，一般不需输注，（10~50）$×10^9/L$ 之间的患者根据临床出血情况决定，如血小板 $<5×10^9/L$，则应立即输注血小板以防止出血。

英国血液学标准委员会（BCSH）发布的《血小板输注指南》中建议，腰椎穿刺、硬膜外麻醉、组织**活检**、剖腹手术或相似的操作，血小板应提高至 $50×10^9/L$ 以上；对于慢性稳定型血小板减少症，血小板可持续低于 $10×10^9/L$ 而不发生严重出血，为避免血小板输注无效以及其他并发症，不推荐这类患者长期预防性输注血小板。如果肿瘤患者没有败血症、凝血异常等情况则大多属于此类。

205. 肿瘤患者何时需要输注新鲜冷冻血浆？

新鲜冷冻血浆的主要作用为补充凝血因子，同时可扩充血容量。我国《临床输血技术规范》规定，其主要适用于凝血因子缺乏或大面积创伤、烧伤的患者。肿瘤患者如有上述情况则建议输注。

206. 肿瘤患者输血有哪些风险？

目前，我国各级医疗机构为患者提供的血液已经由供血机构按国家规定采用合格试剂进行了严格的检测，但受当前科技水平的限制，仍难以避免输血所致的各种传染性疾病和不良反应，输血治疗存在一定风险，主要包括：①溶血反应；②非溶血性发热反应；③**过敏反应**；④感染病毒性肝炎、艾滋病、梅毒等；⑤感染巨细胞病毒、EB 病毒、疟疾等；⑥输血相关移植物抗宿主病；⑦输血相关急性肺损伤；⑧循环负荷过重；⑨血液输注无效等。另外，肿瘤患者输注红细胞可能对机体的免疫系统产生一定抑制，从而加速肿瘤的复发与转移。

207. 出现输血不良反应怎么办？

由于输血不良反应的多样性，其处理方式和手段也不相同。在输血开始后的 15 分钟内，医护人员应密切观察患者，确保输血安全。输血不良反应中对患者威胁最大的是急性溶血反应，抢救不及时常导致患者迅速死亡。一旦出现急性溶血反应的征兆（高热、寒战、心跳加快、腰背疼痛、呼吸困难、酱油色尿等），应立刻停止输血，封存血袋，通知输血科复查患者和供血者血型，复查交叉配血结果；临床医生应在第一时间采取抢救措施，包括维持静脉通路、扩容，保持呼吸道通畅、给氧，循环支持，利尿，激素治疗等。输血不良反应中最为常见的是**过敏反应**和非溶血性发热反应，程度较轻者在停止输血后常可自行恢复，较重者需药物治疗，如退热药、抗过敏药，极少数严重者（如过敏性休克）需抢救、抗休克治疗。

输血相关的传染性疾病往往是大家最关心的输血风险问题。解决的关键在于预防，一方面供血机构需不断提高检测水平，缩短艾滋病、乙肝等的检测窗口期；另一方面临床医生应严格把握输血指征，减少不必要的输注，降低感染风险。

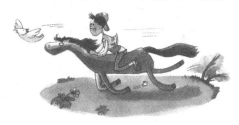

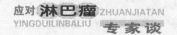
208. 什么是自身输血？

自身输血是相对于异体输血而言的，即患者接受的血液来自于自己的身体。自身输血有三种方式：①贮存式自身输血：指术前一定时间采集患者自身的血液进行保存，在手术期间输给患者；②急性等容性血液稀释：一般是在麻醉后、手术主要步骤开始前，抽取患者一定量自身血液在室温下保存备用，同时输入替代液（如生理盐水）使血液适度稀释，使手术中血液的有形成分丢失减少，然后根据术中失血情况将自身血液回输到患者体内；③回收式自身输血：指用血液回收装置，将患者体腔积血、手术失血及术后引流血液进行回收、抗凝、滤过、洗涤等处理，然后回输给患者。血液回收必须采用合格的设备，回收处理的血液必须达到一定的质量标准。

209. 哪些患者适合自身输血？

并不是所有的患者都适合自身输血，自身输血的**适应证**：①只要患者身体一般情况好，无心脑血管疾病，血红蛋白 > 110g/L 或血细胞比容 > 0.33，行择期手术，本人签字同意后都可进行贮存式自身输血或者急性等容性血液稀释，但后者必须在术中密切监测血压、脉搏、血氧饱和度、血细胞比容和尿量的变化；②回收式自身输血要求较为严格，以下情况不能进行血液回收：血液流出血管外超过 6 小时；怀疑流出的血液被细菌、粪便、羊水或消毒液污染；怀疑流出的血液含有癌细胞；流出的血液严重溶血。

210. 如何评价血液输注后的效果？

临床医生在患者接受血液输注后应及时地进行疗效评价。主要从临床症状的改善和实验室检查两方面进行。①患者在红细胞输注有效后可能出现精神好转、皮肤色泽恢复，以及呼吸改善，但血常规检测是最为客观的指标，血红蛋白和血细胞比容数值的迅速提升是红细胞输注有效的有力证据；②血浆输注有效表现为出血减少，血容量的恢复，但凝血功能检查结果好转为更客观的指标；③血小板输注有效表现为出血点和出血部位的减少，止血效果的改善，实验室检查的主要评价指标为校正血小板计数增高指数（CCI），计算方法为 CCI＝（输注后血小板计数−输注前血小板计数）（10^9/L）×体表面积（m^2）÷输入血小板总数（10^{11}），参考英国血液学标准委员会（BCSH）发布的《血小板输注指南》，以输注后 20～24 小时 CCI≥$4.5×10^9$/L 判定为输注有效，CCI<$4.5×10^9$/L 为输注无效。

211. 输亲属的血最安全吗？

一般情况下，不提倡输注亲属血液，因为输注亲属血液发生移植物抗宿主反应的机率远高于输注非亲属血液，所以输亲属血并不是最安全的。如果在某些情况下，必须输注亲属血液，建议亲属血液经辐照处理后再输注。

212. 营养不良常见症状有哪些？如何解决？

营养不良的最常见症状是厌食，还有味觉迟钝、口干、吞咽困难、腹胀、便秘、腹泻、食管炎和肿瘤恶病质状态。

厌食可通过心理调整和改进食物加工方法来减轻症状。

味觉迟钝可少量多餐，多食水果、蔬菜，增加食物色泽和香味。

吞咽困难者，如症状不严重，可进软食，但不要进流食，以免造成食物吸入呼吸道。症状严重者，可采用管饲或肠外营养。

出现腹胀，可少食多餐，餐后多活动，避免进食产气食物。

便秘与食入膳食纤维少、活动减少和使用麻醉药品有关。应多食纤维类水果、蔬菜。

腹泻因化疗、腹部放疗或肠道手术所致。应调整饮食，少食含纤维素多的食物以及刺激性食物。

恶病质是肿瘤晚期表现，应改善患者的营养状况。

213. 什么是化疗耐药？

化疗耐药是肿瘤治疗中的一个难题，分为两种情况，一种是先天耐药，指一开始就无效；另一种是继发耐药，就是开始有效，接着用药就无效了。这时候一般需要换药。化疗耐药是不可避免的一种现象。一种药物耐药后，对与其结构类似的另一种药物也会有交叉耐药。更不好理解的是，对与其结构不同的药物可能也会产生耐药。换用靶向药物有可能获得一定效果。

214. 如果多种化疗方案均无效怎么办？

如果多种化疗方案均无效，可以尝试参加新药的临床试验，也可以考虑中医等治疗。并根据患者的状态给予最佳支持治疗，针对性的进行局部治疗，如骨放疗、脑放疗、胸部放疗等。如果经济状况允许，可试用靶向治疗。

215. 为什么需要新药？

"有病吃药"这是大家常说的一句话，而且"对症下药"病才有可能治好。但是在癌症治疗的过程中，即使是"对症下药"，病还不一定能治好。因为癌细胞太顽皮、太狡猾，它们适应环境的能力非常强，就跟老鼠似的。它们是从我们自己身体中叛变出来的敌人，会根据我们曾经杀伤它的各种手段来改变自己，使自己不被再次攻击，这也就是医生常说的"耐药"。

新药就是以前没有用过的药，癌细胞还不认识它们。我们要不断研制新药来杀死癌细胞，直到将其彻底消灭，患者才能得以健康生存。

216. 什么是抗肿瘤新药临床试验研究？

对于任何一种药物，我们都要了解最重要的安全性和有效性。在临床使用时才有把握。必须通过药物的临床试验研究才能了解药物是否安全和有效。药物的临床研究项目越多，研究结果越丰富，对我们了解这些药物就越有利。也就是说，每个药品都是经过"考试"合格后才能够进入临床使用的，因此临床试验研究是每种在市场出售的药品必须经过的一关。

抗肿瘤药物都必须要经肿瘤患者的试用。一个全新的抗肿瘤药需要进行 20 项左右的临床前研究，在进入人体临床试验之前，先在动物体内进行各种药物代谢、毒理方面的研究，然后才能在人体上经过 I ~ III 期的临床试验。如果临床研究结果证明，该药安全、有效，才能进入市场，为其他患者使用。

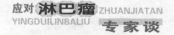

217. 抗肿瘤新药是怎么研发出来的？

新药的研发需要一个十分复杂的过程，但简单来说可以分成临床前研究和临床研究。临床前研究包括从药物筛选开始到进行各种动物实验，一般要进行药理实验、急性毒性实验、长期毒性实验、**药代动力学**实验、致畸实验、致癌实验、过敏实验等，能够在动物体内得到的实验数据都会在实施人体试验前完成。这些动物实验不仅在小动物身上（如小鼠、大鼠）做，还要在大动物身上做（如犬、恒河猴等）。动物实验资料要送到国家食品药品监督管理部门，经过严格的审批后才可能得到进入临床研究的批文。从药物筛选到进入临床研究只有百分之几的成功率，仿制药或改良的药物成功率稍高，但会受到知识产权方面的限制。

我国进入临床试验的新药都必须有国家药监部门正式批件，文件号可以通过正常途径查到，临床试验在与患者签署的知情同意书中一般都要注明这个批文号，以证明这项试验的合法性。一个新药需要进行三个期别（Ⅰ、Ⅱ、Ⅲ期）的多项临床研究，这期间一般需要 500 名以上的患者参与临床试用。

218. 一个新药的研发一般需要多长时间？为什么？

由于新药的每项临床研究都需要按照试验方案进行，对需要观察和研究的病种或瘤种有严格的入选标准和排除标准，每位患者必须自愿参加试验，这样在试验进行期间就需要很长的时间才能收集到足够的病例数。Ⅰ期和Ⅱ期临床试验分别需要大约 2 年，Ⅲ期临床试验也需要 2~3 年，加上每个期别之间还要得到国家药监部门的审批，在顺利的情况下一般需要 7~10 年才能完成。如果在新药探索期间不顺利，就需要更长的时间。新药在试验的任何一个阶段都有被淘汰的可能性，所以一个新药的诞生就像一个新生儿的孕育和出生一样，需要经过精心的设计和实施，期间如果出现任何问题，都可能使它不能面市，惨遭淘汰的命运。

219. 如何能够参加新药临床研究？

大家都知道手机、电脑等产品最先进的型号都在实验室里。抗癌新药也是如此，最新的好药都在临床试验中。因此，参加临床研究可以是一名肿瘤患者、尤其是晚期肿瘤患者的一种有利的选择，特别是对多种治疗失败后，参加临床研究可能是更有希望的选择。

参与临床研究最重要的是信息，这些信息可以通过在医院就诊时询问医生、留意贴在走廊上的招募广告、向专门开展新药临床研究的部门了解，也可以通过网络找到这些试验。抗癌新药的临床试验都是和治疗相结合的，试验工作者与自愿参加试验者都要根据试验方案的要求进行双向选择，才能确定。

220. 什么是 I 期临床试验？

I 期临床试验是检验新药对正常健康人及患者是否有毒性或其他害处的临床试验，包括初步的临床药理学研究、人体安全性评价试验及**药代动力学**试验，为制订给药方案提供依据。人体安全性评价通过耐受性试验来完成，主要目的是初步了解试验药物对人体的安全性情况，观察人体对试验药物的耐受及不良反应。**药代动力学**试验是要了解人体对试验药物的吸收、分布、代谢、消除等情况。

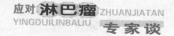

221. 什么是Ⅱ期临床试验？

Ⅱ期临床试验是检验新药是否有效力的临床试验。其目的是初步评价试验药物对目标**适应证**患者的治疗作用和安全性，也包括为Ⅲ期临床试验研究设计和给药剂量方案的确定提供依据。Ⅱ期临床试验多会做两组人群对照的试验，即参加试验的人群分为试验药组与对照药组或安慰剂组，两组对照来确定试验药的疗效，但有的Ⅱ期试验也会只设一个试验组，单独看这个药物的疗效，然后把这个疗效与已有的资料进行对比，这样的试验设计所需例数比较少。

222. 什么是Ⅲ期临床试验？

Ⅲ期临床试验是检验新药的最适剂量、用法、安全性及治疗作用的确证阶段。其目的是进一步验证药物对目标**适应证**患者的治疗作用和安全性，评价患者受益与风险之关系，最终为药物注册申请的审查提供充分的依据。

223. 什么是Ⅳ期临床试验？

Ⅳ期临床试验为新药上市后由申请人进行的应用研究阶段。其目的是考察在广泛使用条件下药物的疗效和不良反应、评价在普通或特殊人群中使用的患者受益与风险关系等。是在药品说明书指导下用药的临床研究，用以补充Ⅱ、Ⅲ期临床研究中未观察到的不良反应，尤其是在老年人、肝肾功能较差患者、心血管疾病患者等特殊人群用药后可能产生的不良反应，而这些人群在前面的临床研究中都是被排除的。

224. 什么是临床研究中的知情同意?

为了保护受试患者参加临床研究中的权益、使他们了解研究药物的性质及试验的过程，我国和国际上都建立了相应的《新药临床研究质量管理规范》，简称 GCP 规范。要求所有临床研究都必须通过伦理委员会审批，审批的内容包括临床研究方案、知情同意书等。知情同意书是为参加临床研究的受试者（健康志愿者及患者）提供的一份书面文件。参加临床研究之前，研究者（临床医生）会就这份告知书的内容向受试者讲解，其中包括临床研究的内容、背景、新药的作用机制、已经获得的临床研究结果、将要开展的临床研究内容、受试者可能面临的风险、可能得到的受益等，最重要的是受试者必须是自愿参加的，而且随时可以退出，受试者的隐私是得到保护的。受试者/患者可以在医生与他进行知情同意谈话时充分的提问并应当得到答案，患者在自愿的情况下签署知情同意书，同时可以保留这份同意书。签署知情同意书后就意味着参与了临床研究。作为受试患者，如果愿意参与临床研究，就应当积极配合医生（研究者），包括及时向医生通报自己的感受、不适，及时到医院就诊，进行各种检查，在家中服药时要认真记录服药情况，填写患者日志，有时还要定时测量血压等。这些内容都是临床研究中需要观察的安全性资料，这些对于评价一种药物的安全性和有效性极为重要。一名患者在参与了临床研究时，也是临床研究的重要成员了，他是整个研究组的观察对象，会得到所有研究者的关心和照顾，因此，配合临床研究工作也是受试者的义务，受试者有责任把自己的真实情况告诉医生，以便医生评价，并对他的治疗做出正确的决定。

如果患者的疾病进展了，或者医生认为他已不适合留在研究中，将终止研究，并且为他提供其他治疗方案，这时受试患者要服从研究医生的决定。还需要注意，在知情同意书中通常有两个联系方式，一个是研究医生的电话，一个是伦理委员会的电话，受试患者有关于研究或医疗方面的问题，可以打电话给研究者，如果有关于受试者权益方面的问题，可以与伦理委员会联系，将会得到相应的解答。

（四）介入治疗

225. 什么是肿瘤的介入治疗？

就是在医学影像设备（血管造影机、透视机、CT、MRI、B超）的引导下，通过微小的切口或穿刺点将特制的导管、导丝等精密器械引入肿瘤部位，对肿瘤或相关疾病进行治疗的一门新兴学科。

226. 肿瘤的介入治疗有哪些手段？能达到什么目的？

肿瘤的介入治疗可通过药物灌注、动脉栓塞、管腔狭窄的球囊扩张、安放滤器或支架、体液引流、能量消融等手段达到治疗肿瘤和缓解病痛的目的。

227. 淋巴瘤什么情况下需要介入治疗？

淋巴瘤目前仍以化疗和放疗作为主要治疗手段，在淋巴瘤的标准治疗中尚未推荐介入治疗。

（五）射频治疗

228. 淋巴瘤患者需要做射频治疗吗？

射频治疗在淋巴瘤的标准治疗中尚未做推荐，淋巴瘤目前仍以化疗和放疗作为主要治疗手段。

（六）癌痛治疗

229. 淋巴瘤什么情况下会出现疼痛？

淋巴瘤出现疼痛多见于：①肿大淋巴结生长迅速，造成周围组织受压引起的疼痛，如腹股沟淋巴结肿大，可以出现行走时疼痛；位于腹膜后的肿大淋巴结，可以有腰酸和腰痛的感觉；位于腹腔的肿大淋巴结，可引起腹痛；②肿瘤压迫周围神经，对其压迫或刺激引起疼痛；③肿瘤浸润或侵犯血管，局部缺氧引发疼痛；④肿瘤破溃感染，造成周围组织坏死，可致疼痛；⑤局部肿瘤巨大，压迫膀胱、输尿管或肠道，造成梗阻，可产生疼痛；⑥肿瘤细胞生长过程中产生的一些化学致痛物质引起疼痛；⑦肿瘤细胞侵犯骨质和椎体，引起疼痛。

230. 患者如何向医生描述疼痛？

首先应该向医生准确描述疼痛的部位，哪里感到疼痛？哪里疼痛最明显？是否伴随其他部位的疼痛？疼痛部位是否游移不定？其次要告诉医生疼痛发作的特点，是持续痛还是间歇痛？什

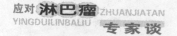

么因素使疼痛加剧或缓解？一天中什么时间感到最痛？如果是间歇痛多长时间发作 1 次？最后要向医生描述患者感受的疼痛程度，是轻度、中度、重度还是严重痛？

特别要注意的是，对疼痛程度的诊断应该是依据患者所表述的感觉，而不是医生认为"应该是怎样的程度"。所以正确向医生描述患者的疼痛可以帮助医生对患者进行有效地治疗。

231. 癌症患者感到疼痛的原因有哪些？

癌症患者感到疼痛的原因主要有三大类：①癌症本身的原因：最常见的原因是骨转移、肿瘤压迫神经或侵犯神经所致，其次是肿瘤生长过快或肿瘤过大导致患者感到某部位胀痛；②继发于肿瘤的相关因素：如肿瘤伴有感染、肿瘤导致肠道或其他管道系统梗阻、肿瘤破裂出血等；③诊治癌症过程中产生的疼痛，如手术、放疗、化疗、穿刺活检、骨髓穿刺、内镜检查等。

232. 疼痛的伴随症状有哪些？

了解疼痛的伴随症状可有助于患者及家属正确认识疼痛给患者带来的危害，及时正确治疗疼痛。通常疼痛的伴随症状有三个方面：

（1）生理性症状：严重疼痛会导致患者出现恶心、呕吐、心慌、头晕、四肢发冷、出冷汗、血压下降甚至休克。慢性疼痛会引起患者失眠、便秘、食欲不振，肢体活动受限等。

（2）心理变化：顽固性及恶性疼痛会使患者感到抑郁恐惧、焦躁不安、易怒、绝望等。

（3）行为异常：多见于慢性疼痛的患者。不停地叙说疼痛的体验及对其的影响。不断抚摸疼痛部位，甚至以暴力锤打。坐卧不安、尖叫呻吟、伤人、毁物。

233. 世界卫生组织推荐的治疗癌痛三阶梯镇痛方案是什么？

为了提高癌症患者的生活质量，达到持续镇痛的效果，使癌痛患者夜间能够睡觉，白天休息、活动、工作时无痛，世界卫生组织推荐采用三阶梯镇痛方案。

第一阶梯：应用非阿片类药物镇痛，加用或不加用辅助药物。

第二阶梯：如果疼痛持续或加剧，在应用非阿片类镇痛药基础上加用**弱阿片类药物**和辅助药物。

第三阶梯：强阿片类药物与非阿片类镇痛药及辅助药物合用，直到患者获得完全镇痛。

如果疼痛仍然持续，应进行神经破坏或介入治疗等有创性治疗。尽量维持无创性给药途径，这种途径简单、方便、安全、费用低。

234. 什么是非阿片类镇痛药？

非阿片类镇痛药指镇痛作用不是通过激动体内阿片受体而产生的镇痛药物。按作用机制主要分为两类：

（1）非甾体类抗炎镇痛药：具有解热镇痛、且多数兼具消炎、抗风湿、抗血小板聚集作用的药物，主要用于治疗炎症、发热和疼痛，如吲哚美辛、对乙酰氨基酚、芬必得（布洛芬）、萘普生、奇诺力（舒林酸）、西乐葆等。

（2）非阿片类中枢性镇痛药：作用于中枢神经系统，影响痛觉传递而产生镇痛作用，如曲马多、氟吡汀。

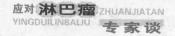
235. 什么是阿片类镇痛药？

阿片类镇痛药为一类作用于中枢神经系统，激动或部分激动体内阿片受体，选择性减轻或缓解疼痛，对其他感觉无明显影响，并能保持清醒的一类镇痛药物。镇痛作用强，还可消除疼痛引起的情绪反应。阿片类镇痛药按药物来源可分为三类：

（1）天然的阿片生物碱，如吗啡、可待因。

（2）半合成的衍生物，如双氢可待因。

（3）合成的麻醉性镇痛药，如哌替啶（杜冷丁）、**芬太尼族**、美沙酮等。

236. 按三阶梯镇痛方案常用的镇痛药都有哪些？

很多患者不知道自己服用的药物属于哪一个阶梯，按三阶梯镇痛方案常用的镇痛药有：

第一阶梯：轻度镇痛药，以非甾体类药物为主。常用的有阿司匹林、意施丁（消炎痛控释片）、泰诺林（对乙酰氨基酚为主）、百服宁（对乙酰氨基酚为主）、必理通（对乙酰氨基酚）、散利痛（对乙酰氨基酚+咖啡因等）、芬必得（布洛芬）、扶他林（双氯芬酸钠）、凯扶兰（双氯芬酸钾）、奥湿克（双氯芬酸钠+米索前列醇）、奇诺力（舒林酸）、莫比可（美洛昔康）、萘普生、西乐葆等。

第二阶梯：中度镇痛药，**以弱阿片类药物**为主。常用的有奇曼丁（盐酸曲马多缓释片）、泰勒宁（氨酚羟考酮）、路盖克（可待因+对乙酰氨基酚）、氨酚待因（可待因+对乙酰氨基酚）、双克因（酒石酸二氢可待因控释片）、泰诺因（可待因+对乙酰氨基酚）、盐酸丁丙诺啡舌下片、强痛定针剂等。

第三阶梯：重度镇痛药，强阿片类药物。常用的有美施康定（硫酸吗啡控释片）、奥施康定（盐酸羟考酮控释片）、多瑞吉（芬太尼透皮贴剂）、盐酸吗啡片剂及针剂、盐酸哌替啶（杜冷丁）片剂及针剂等。

237. 三阶梯镇痛方案的基本原则是什么？

三阶梯镇痛方案的基本原则为：按阶梯给药，无创给药，按时给药，用药个体化，注意具体细节。

按阶梯给药：①根据患者的疼痛程度给予相应阶梯的药物，如果患者就诊时已经是重度疼痛，就应该直接使用重度镇痛药，无需从一阶梯开始；②使用第一或第二阶梯药物时，其镇痛作用都有一个最高极限（天花板效应），因此，在正规使用第一、第二阶梯药物后，如果疼痛不能控制，不应再加量、换用、联用同一阶梯的镇痛药物，应选择更高阶梯的镇痛药物；③第三阶梯代表药物为吗啡，此阶梯药物没有"天花板效应"，如果常规剂量控制疼痛效果不佳可以逐渐增加吗啡剂量，直至完全控制疼痛为止。

无创给药：在可能的情况下尽量选择口服、透皮贴剂等无创方式给药，这种用药方式简单、经济、方便、易于患者接受，并且不易产生药物依赖性。

按时给药：按规定时间间隔给药，不论患者当时是否有疼痛发作都应给药，不应等到患者痛时才给药，以保证达到持续镇痛的效果。

用药个体化：不同的患者对麻醉性镇痛药的敏感度存在个体差异，而且差异度可能很大，同一个患者在癌症的不同病程阶段疼痛程度也在发生变化，所以阿片类药物没有标准用量，要时刻根据患者的疼痛缓解状况增、减用药剂量，凡是能够使疼痛控制的剂量就是正确的剂量。

注意具体细节：对服用镇痛药的患者要注意监护，密切观察其反应，目的是使患者获得最佳镇痛而发生最小的不良反应。

238. 什么是药物的耐药性？镇痛药也能产生耐药性吗？

耐药性又称抗药性，系指微生物、寄生虫或肿瘤细胞与药物多次接触后，对药物的敏感性下降甚至消失，致使药物对耐药微生物、寄生虫或肿瘤细胞的疗效降低或无效。镇痛药反复使用后也会产生耐药性，其结果导致镇痛作用下降，作用时间缩短，有些需要逐渐增加剂量才能维持其镇痛效果。

239. 什么是药物的依赖性？镇痛药会产生依赖性吗？

药物的依赖性俗称药瘾或瘾癖，它分为精神依赖和躯体依赖两种。

精神依赖或称心理依赖，也就是大家通常所说的成瘾性，是指患者对某种药物的特别渴求，服用后在心理上有特殊的满足感。镇痛药物容易产生成瘾性，阿片类药物成瘾的特征是持续地、不择手段地渴求使用阿片类药物，主动觅药，目的不是为了镇痛，而是为了达到"欣快感"，这种对药物的渴求行为会导致药物的滥用。对精神依赖的过于担心是导致医生和患者未合理使用阿片类药物的重要原因。大量国内、外临床实践表明，阿片类药物用于癌症患者镇痛成瘾者极其罕见。

躯体依赖是指重复多次的给同一种药物，使其中枢神经系统发生了某种生理或生化方面的变化，致使对某种药物成瘾，也就是说需要某种药物持续存在于体内，否则药瘾大发产生戒断症状。阿片类药物成瘾表现为用药一段时间后，突然停用阿片类药物后出现的流涕、流泪、打哈欠、出汗、腹泻、失眠及焦虑烦躁等一系列不舒服地戒断症状。戒断症状很容易通过逐渐减少用药剂量来避免。

耐药性和躯体依赖性是阿片类药物的正常药理学现象，癌痛患者通常使用的是阿片类药物的控或缓释剂型，极少发生精神（心理）依赖。癌痛患者如发生药物依赖性并不妨碍医生有效地使用此类药物。

240. 长期用阿片类镇痛药会成瘾吗?

对阿片类药物成瘾的恐惧是影响患者治疗疼痛的主要障碍。世界卫生组织对癌痛患者使用镇痛药已经不再使用成瘾性这一术语，替代的术语是药物依赖性。镇痛药躯体依赖性不等于成瘾性，而精神依赖性才是人们常说的成瘾性。躯体依赖性常发生于癌痛治疗过程中，表现为长期用阿片类药物后对药物产生一定的躯体依赖性，突然中断用药会出现流涕、流泪、打哈欠、出汗、腹泻、失眠及焦虑烦躁等不舒服的症状（戒断症状）。癌痛患者因疼痛治疗的需要对阿片类药物产生耐受性（需要适时增加剂量才能达到原来的疗效）及躯体依赖性是正常的，并非意味已"成瘾"，不影响患者继续安全使用阿片类镇痛药。在医生的指导下，采用阿片类药物控释、缓释制剂，口服或**透皮给药**，按时用药等规范化用药方法，可以保证理想的镇痛治疗。

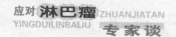
241. 镇痛治疗应该什么时候开始？

目前主张，癌症患者一旦出现疼痛就应及早开始镇痛治疗，而不必忍受疼痛的折磨。疼痛会影响患者的生活质量，使患者无法正常睡眠、正常工作、正常娱乐等，一部分患者还会出现抑郁、焦虑、消沉等心理障碍。早期的癌痛在疾病未恶化时，及时、按时用药比较容易控制，所需镇痛药强度和剂量也最低，还可避免因治疗不及时而最终发展成难治性疼痛。

242. 非阿片类药吃了不管用多吃点就行了吗？

许多患者及家属认为非阿片类药物比阿片类药物安全，可以多吃，并因惧怕阿片类药物成瘾，想尽量避免用强阿片类药物。其实这种想法和做法都不对。非阿片类镇痛药止痛效果与用量不成正比，当达一定剂量水平时，增加用药剂量不能增加镇痛效果，而且药物的不良反应将明显增加，也就是通常所说的天花板效应。阿片类药物如果在医生指导下正确个体化用药，防治药物的不良反应，长期用药对肝、肾等重要器官无毒性作用。与之相比，非阿片类镇痛药长期用药或大剂量用药发生器官毒性反应的危险性明显高于阿片类镇痛药。非甾体类抗炎药是非阿片类药中的一种，其在用药初期大多无明显不良反应，但长期用药，尤其是长期大剂量用药则可能出现消化道溃疡、血小板功能障碍及**肾毒性**等不良反应。大剂量对乙酰氨基酚可引起肝毒性。因此，如果正确使用，一般阿片类镇痛药比非阿片类药更安全。

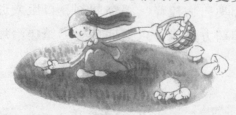

243. 阿片类药物是治疗癌痛的首选吗？

阿片类药物是最古老的止痛药，也是迄今为止最有效的止痛药。世界卫生组织提出："尽管癌痛的药物治疗及非药物治疗方法多种多样，但是在所有止痛治疗方法中，阿片类止痛药是癌痛治疗中必不可少的药物。对于中度及重度的癌痛患者，阿片类止痛药具有无可取代的地位"。在癌痛治疗中之所以对阿片类镇痛药的作用有如此高的评价是缘于这类药物的三大特点：

（1）止痛作用强：阿片类药物的止痛作用明显超过其他非阿片类止痛药。

（2）长期用药无器官毒性作用：阿片类药物本身对胃肠、肝、肾器官无毒性作用。

（3）无天花板效应：因肿瘤进展而使患者癌痛加重时，或用阿片类药止痛未达到理想效果时，可通过增加阿片类药物的剂量提高止痛治疗效果，其用药量无最高限制性剂量。

244. 阿片类药物的不良反应有哪些？出现后应立即停药吗？

阿片类药物常见的不良反应主要为便秘（发生率90%）和恶心、呕吐（发生率30%），其他包括眩晕（发生率6%）、尿潴留（发生率5%）、皮肤瘙痒（发生率1%）、嗜睡及过度镇静（少见）、躯体和精神依赖（少见）、阿片过量和中毒（少见）、精神错乱及中枢神经不良反应（罕见）。除便秘以外，其不良反应一般出现在用药初期，数日后患者都会逐渐耐受或自行消失。出现便秘者可采用对症治疗，不影响患者继续用药。在医生正确指导下用药，其他少见和罕见的不良反应可减少或避免发生。所以患者不必担心阿片类会发生严重不良反应而停药。

245. 因为害怕增加阿片类药物剂量，部分缓解疼痛就凑合了？

有些患者因害怕药物成瘾而不敢增加阿片类药物剂量，造成用药剂量不足，这样会导致镇痛不足，长期的疼痛刺激将使疼痛进一步加重，造成神经病理性疼痛等难治性疼痛，形成恶性循环。对于癌症患者，疼痛治疗的主要目的应该是根据患者具体情况合理、有计划地综合应用有效镇痛治疗手段，最大限度缓解癌痛症状，持续、有效地消除或减轻疼痛，降低药物的不良反应，最大限度地提高患者的生活质量。理想的镇痛治疗应该是使患者达到无痛休息和无痛活动，消除疼痛是患者的基本权利，所以每个癌痛患者都不应该忍受不必要的疼痛，要相信疼痛是可以控制的，要在医生的指导下最大限度地缓解疼痛。

246. 接受其他抗肿瘤治疗的同时可以使用镇痛药吗？

许多癌症患者在进行化疗、放疗、手术治疗或其他抗肿瘤治疗的过程中出现疼痛，这些患者通常会担心镇痛药会影响抗肿瘤治疗的效果而尽量忍受疼痛。目前的研究显示，镇痛药对其他抗肿瘤药没有不良影响，良好的镇痛可以有助于患者顺利完成其他抗肿瘤治疗。

247. 一旦使用阿片类药就不能停止，需要终身用药吗？

一些服用了阿片类镇痛药的癌痛患者接受化疗、放疗、手术治疗或其他抗肿瘤治疗后，肿瘤得到了控制，疼痛明显减轻，这些患者想知道镇痛药是否可以停止服用。答案是只要疼痛得到满意控制，可以随时安全停用阿片类镇痛药。吗啡日用药剂量为30~60mg时，突然停药一般不会发生不良反应。长期大剂量用药者，突然停药可能出现戒断综合征。所以长期大剂量用药的患者应在医生指导下逐渐减量停药。

248. 哌替啶是最安全有效的镇痛药？

经常有一些患者会对医生说："我疼得很厉害，吃药没用，我要打杜冷丁。"这种观点是错误的，目前，世界卫生组织已不再推荐使用哌替啶（即杜冷丁）作为癌痛患者的镇痛药物。哌替啶的镇痛作用强度仅为吗啡的1/10，在体内的代谢产物具有潜在**神经毒性**及**肾毒性**。此外，因哌替啶口服吸收利用率差，多采用肌内注射给药，肌内注射使患者注射局部产生硬结和新的疼痛感，不宜用于慢性癌痛的治疗。

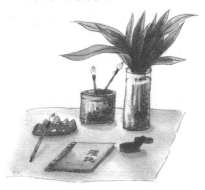

249. 长期服用阿片类药物的患者有最大剂量的限制吗？

阿片类药物是目前发现镇痛作用最强的药物，并且没有"天花板"效应，镇痛作用随剂量的增加而增强，因此，不存在所谓最大或最佳剂量。对个体患者而言，最佳剂量是最有效的镇痛作用和可耐受的不良反应。所以，只要镇痛治疗需要，都可以使用最大耐受剂量的阿片类镇痛药，以达到理想缓解疼痛。

250. 两个长效阿片类药物能否联合使用？

首先要告诉患者这是不规范用药，没有任何一个权威《癌痛诊治指南》中推荐这样用药。其次，也没有必要这样做，在医生指导下可以通过增加单一阿片类药物的剂量来实现良好的镇痛效果。此外，还要告诉患者合用长效阿片类药物是有害的，两种长效类阿片药物作用机制相似，药理作用叠加，不良反应发生的种类有可能会增加，机率会增大，用药剂量不容易掌控，容易过量，一旦过量，出现的不良反应难以处理。

251. 因特殊原因导致的癌痛如何治疗？

有些晚期癌症患者会因肿瘤进一步恶化而出现脑转移、骨转移、硬膜外脊髓压迫症、肠梗阻、感染性疼痛等，这些患者在镇痛治疗的同时还应针对原发病变对因或对症治疗。

252. 如果合并有神经病理性疼痛怎么办？

神经病理性痛是神经系统损伤或者受到肿瘤压迫或浸润所致的一种难治性疼痛。患者在服用阿片类镇痛药的同时应根据疼痛的不同表现联合应用其他辅助药物。表现为烧灼样疼痛的患者应加服三环类抗抑郁药，如阿米替林、多虑平等；表现为电击样疼痛的患者应加服抗惊厥药，如加巴喷丁、卡马西平等。

253. 口服阿片类控释片控制疼痛趋于稳定，但有时会出现突发性疼痛怎么办？

突发性疼痛也称暴发痛，是指在持续、恰当控制慢性疼痛已经相对稳定基础上突发的剧痛。突发性癌痛常常被患者报告为无规律性、散在发生、急性发作、持续时间短、瞬间疼痛加剧、强度为中到重度，可以超出患者已控制的慢性癌痛水平。暴发痛可以是与原发性疼痛一致或者感觉完全不同的阵发性疼痛。暴发性癌痛可以由不同诱发因素而发作（与肿瘤相关、与治疗相关、伴随的其他疾病），病理生理机制也可能不同（伤害性疼痛、神经源性疼痛、复合性疼痛）。暴发痛可以干扰患者的情绪、日常生活（睡眠、社会活动、生活享受等），对疼痛的总体治疗产生了负面影响。所以，及时治疗暴发性癌痛非常必要。患者要告诉医生存在暴发性疼痛而不要因为暴发痛的持续时间短而忍受疼痛。目前，治疗暴发性癌痛的主要方法为在医生的指导下使用合适补救剂量，即控释或速释型阿片类药物，并根据暴发痛的原因合理应用辅助药物等。

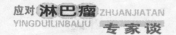

254. 除口服镇痛药外，还有哪些方法？

癌痛的原因多样，性质复杂，所以癌痛的综合治疗也显得很重要。目前，癌痛治疗中应用的方法很多，除口服镇痛药治疗外，还有放射治疗、化学治疗、放射性核素治疗、神经阻滞、脊髓刺激、射频消融、中医中药辅助治疗及心理治疗等方法。

255. 对癌痛患者进行心理治疗有什么意义？

癌痛的顽固和持续存在，使之比其他任何症状更易引起患者的心理和精神障碍，抑郁、焦虑等不良情绪能明显地加重疼痛的感知和体验，所以在控制癌痛的同时引入心理和精神治疗越来越受到人们的关注。心理治疗是通过宣传教育，医生、患者、家属间的交流，让患者获得有关知识，采用转移注意力、放松训练、精神治疗等方法引导患者正确看待身体的感觉和现实，纠正错误认识，改善或重建对现实问题的看法和认识，改变身体对疼痛的反应，增强患者的治疗信心，对有效地控制癌痛起到很好地辅助作用。

（七）中医治疗的作用

256. 中医在淋巴瘤治疗中有哪些优势？

手术、放疗、化疗在中医看来皆是祛邪的手段，这些治疗方法在最大程度地减少肿瘤负荷，杀灭癌细胞的同时，不可避免地会损伤正气，使患者免疫功能受损、抵抗力下降。中医认为恶性肿瘤属于正虚邪实的疾病，治疗过程中强调整体观念、辨证论治，一方面要"扶正"，一方面要"祛邪"，重在扶正固本，兼以祛邪。虽然中医药直接抗癌作用不显著，但能够减轻放、化疗引起的恶心、呕吐、食欲减退、乏力、白细胞减少、免疫功能下降等不良反应，改善患者症状、提高生存质量。现代中药药理研究发现许多中药正是通过调节肿瘤患者的机体免疫功能达到抑制肿瘤的目的，特别是补益类及活血类中药。在恶性肿瘤治疗中，中西医各有优势，不能互相替代。

257. 中药有抗淋巴瘤的药物吗？

中医治疗淋巴瘤的常用药物种类繁多，包括扶正固本、清热凉血、理气解郁、化痰散结、活血化瘀和以毒攻毒等。按照中医传统理论和中药学知识来分析，并没有所谓的专门"抗癌"中药。随着现代中药药理学研究不断深入，逐渐发现一些中药（或者中药单体成分）对癌细胞具有一定的杀伤和抑制作用，也就相应的出现了抗癌中药的说法。这类具有抗癌作用的药物，往

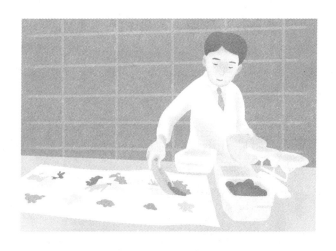

往被多数人直观的理解为具有杀伤癌细胞作用的中药，甚至被拿来与化疗药物类比，这种观点并不准确。大家平时所说的抗癌中药，主要是狭义上的抗癌中药，专指以毒攻毒类药物。其实，具有抗癌作用的中药既包括以毒攻毒类药物，也包括扶正固本类药物和各种清热解毒、化痰散结、活血化瘀类药物，这些都属于广义上的抗癌中药。

258. 中医药配合放化疗能同时进行吗？

中药与放射治疗或化疗药物会不会有冲突？会不会影响放、化疗的效果？能同时进行吗？多年来，大量的临床实践表明，中医药与放化疗之间不会发生冲突，截至目前没有患者因为接受中医药治疗而降低放化疗效果的确切依据。中医治疗是肿瘤综合治疗方法之一，适用于肿瘤患者治疗的各阶段。在不同阶段，中医药扮演不同的角色、发挥不同的作用。放化疗期间，西医治疗方法是抗肿瘤治疗的主力军，其治疗本身具有较强的"杀伤力"，不仅能够杀死、抑制肿瘤细胞，对人体正常的细胞也会带来不同程度的损伤，表现为骨髓功能、消化系统、神经系统等方面的不良反应。此时，中医治疗处于辅助地位，侧重于为放化疗"保驾护航"。通过益气扶正、填精养血、调理脾胃等治疗方法，改善或减轻患者乏力、失眠、恶心、呕吐、食欲减退、便秘、手足麻木、**骨髓抑制**等不良反应和症状，目的在于使患者的放化疗得以较顺利的进行，所以并不以抗肿瘤为主要治疗方向，也不建议过多使用以毒攻毒的抗癌中药。

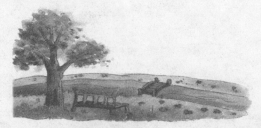

259. 中医药治疗淋巴瘤的基本治法是什么？

《内经》提出"正气存内，邪不可干"的观点。从中医角度看，疾病的发生，特别是恶性肿瘤的发生与正气虚弱关系十分密切。古人认为"壮人无积，唯虚人则有之"，表明古人很早就认识到正气虚损是肿瘤形成的基本病机。现代医学也认为，人体自身的免疫功能的强弱与肿瘤发生发展关系紧密相关。"扶正固本"是中医治疗肿瘤的关键，无论某种恶性肿瘤的病位、病性如何，扶正固本是治疗的重中之重，贯穿于治疗全过程。临床中，分析不同脏腑的虚损状况，辨别阴阳气血的盛衰，进而根据病程长短、病情轻重、体质、年龄、性别、季节等因素，综合调治。古人云"形不足者补之以气，精不足者补之以味"，针对不同的虚损情况采用不同的补益方法，才能真正取得补益、滋养的效果。中医认为，四时百病以胃气为本，脾胃为后天之本、生化之源。脾胃强弱关系全身脏器功能之盛衰。扶正补益时不仅要补肾还要健脾，能多进饮食，自然能化生气血津液。

260. 常用的滋补食物有哪些？

食疗所用的食物以平性居多，温热性次之，寒凉性食物最少。常用的平性食物有赤小豆、黑豆、木耳、百合、莲子、菜花、土豆、鲤鱼、山药、桃子、四季豆等；温热类食物有牛肉、羊肉、鸡肉、虾肉、蛇肉、黄豆、蚕豆、葱、姜、蒜、韭菜、香菜、胡椒、红糖、羊乳等；凉性食物有猪肉、鳖肉、鸭肉、鹅肉、菠菜、白菜、芹菜、竹笋、黄瓜、苦瓜、冬瓜、茄子、西瓜、梨、柿子、绿豆、蜂蜜、小米等。药粥是食疗的重要方法之一，简便易行，效果卓著。常选用粳米或糯米为原料，二者具有健脾益气、滋补后天的作用，常与山药、龙眼、大枣、莲子、薏米等可食用的中药同煮成粥，不仅增加补养脾胃的功效，而且能够增添药粥的色、形、味。气虚者，可以选用党参、黄芪、茯苓、薏米、大枣、莲子等药物；阴虚者，可以选择太子参、石斛、枸杞、百合、粳米、荸荠等药物；胃热者可以选用竹叶、生地、粳米、麦冬、白茅根等药物。

261. 淋巴瘤患者放化疗后练习气功是否有益？

气功是具有广泛群众基础的养生保健锻炼方法，也是传统中医药学的重要组成部分。功法强调练习时要充分放松身体和情绪，注重呼吸、意识的调整，与身体活动保持协调，有利于调节生理功能、减轻心理压力，这一点对于肿瘤患者的治疗康复来说是有益的。需要特别注意的是，要在各类气功中正确选择动作幅度较小、难度不大的，切忌练习体力要求较高、动作繁复的，以免加重身体负担。选择哪一种气功，练习多长时间，一定要根据自己的疾病状况以及对身体起到的作用来确定。

262. 冬虫夏草、海参等营养品对淋巴瘤患者有益吗？

冬虫夏草作为一种传统的名贵滋补中药材，既不是虫也不是草，是麦角菌科真菌冬虫夏草寄生在蝙蝠蛾科昆虫幼虫上的子座及幼虫尸体的复合体。虫草体外提取物具有明确的抑制、杀伤肿瘤细胞的作用。中医认为冬虫夏草性味甘、温，归肺、肾经，功能补虚损、益精气，又能平喘止血化痰。冬虫夏草药用价值很高，具有阴阳双补的特点，尤其擅长补益肺、肾两脏，药性较平和，除了感冒、有实热等情况外，普通人群多数都可服用，且各种全年均可服用，以冬季最佳。传统服用方法是煎煮内服，可以入丸、散，或研末食用，也可以泡酒、煲汤、煮粥服用。需要强调的是，无论哪种方法均应连渣服用，最大程度保证有效吸收。海参是常用的食疗补品，主要作用是益精养血、补虚损，常常被当做术后、产后、久病等身体虚弱者的营养品使用，其营养价值较高，也具有一定的药用价值，肿瘤患者可以服用，但不建议大量、长期服用。肿瘤患者在正常饮食能够得到保证的情况下，间断服用海参即可。需要注意的是，急性肠炎、感冒、平时大便溏泄者不适宜食用海参，避免加重病情或者使疾病迁延不愈。

263. 淋巴瘤治疗有哪些可以期待的有效新药？

随着抗肿瘤药物研发的不断推进，必将有越来越多的新药问世并应用于临床，为患者提供更多的治愈和缓解的机会。目前正在研发的新药可以分为细胞毒类药物和分子靶向药物。正在进行Ⅲ期临床研究，不久的将来有可能临床应用的药物包括苯达莫司汀，主要用于治疗惰性淋巴瘤和套细胞淋巴瘤；抗 CD30 的单克隆抗体，主要用于治疗 CD30$^+$ 的淋巴瘤；新的抗 CD20 的单克隆抗体，用于治疗 B 细胞淋巴瘤。其他的小分子靶向类药物包括组蛋白去乙酰化酶抑制剂、蛋白酶体抑制剂以及免疫调节剂雷那度胺及其衍生物和酪氨酸酶抑制剂等。

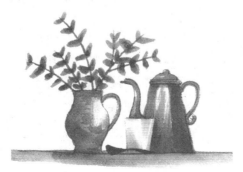

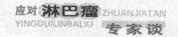

四、复查与预后篇

264. 淋巴瘤的疗后复查包括哪些检查？

淋巴瘤的疗后复查，目的在于评价治疗的效果和不良反应，并对于可能的残余肿瘤进行定位；检查内容与治疗前的检查相似，重在实验室检查和影像学检查，包括血常规、生化全项（含乳酸脱氢酶）、CT 或 PET-CT、MRI 等，如疗前检查提示骨髓受侵或中枢神经系统受侵，还应进行骨髓穿刺细胞学检查和腰穿脑脊液检查。

265. 淋巴瘤的疗后复查应该间隔多久做一次？

一般来说，首次疗后复查应该在治疗结束后 1 个月内进行，以后 2 年内每 3 个月复查 1 次，2 年后每半年复查 1 次，4~5 年后每年定期复查。

266. 淋巴瘤的疗后复查有什么意义？

因为淋巴瘤属于可以全身受累的疾病，且具有相当的疗后复发机率，所以定期的复查，对于尽早发现肿瘤的复发具有明确的临床意义；同时，对于观察患者接受治疗后可能出现的长期不良反应和并发症，及时给予积极的对症治疗（如对于接受含蒽环类药物化疗和纵隔放疗的淋巴瘤患者，应密切监测心脏功能和心电生理的变化）对于延长根治患者的总生存、改善疗后生活质量具有同样的临床意义。

267. 淋巴瘤复发的原因有哪些?

一般认为，患者疗后可能残存肿瘤细胞，当机体自身细胞免疫能力不足以杀灭残存的肿瘤细胞时，肿瘤患者就会出现复发。1/2~2/3 的淋巴瘤患者在接受化放疗后会出现复发，尤其是对于难以根治的惰性淋巴瘤和根治率较低的高侵袭性淋巴瘤，部分老年患者和自身免疫功能低下的患者也容易在治疗后出现复发。

268. 如何区分淋巴瘤复发与第二肿瘤发生?

第二肿瘤是指淋巴瘤治愈后又发生的另一种肿瘤。淋巴瘤患者在接受化疗，尤其是烷化剂治疗后，其第二肿瘤发病率高于正常人，接受放疗的患者，受照部位的皮肤癌、恶性黑色素瘤、软组织肿瘤的发病率也高于常人，纵隔接受放疗的患者，以后罹患肺癌的发病率同样明显增加。但在临床实践中，观察到更多的还是复发患者，所以对于影像学检查提示发生变化（治疗后原有残存的肿块再度增大，或出现新的病灶）时，应尽可能完善病理组织活检，并将本次获得的病理标本同既往治疗前病理进行比对，明确肿瘤性质，判断复发还是第二肿瘤发生，以便安排最佳的治疗手段，尽早采取合理治疗。

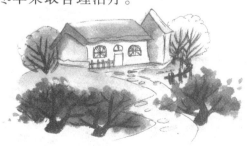

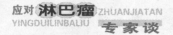
269. 血液常规检查主要检测血液中的哪些成分？

血液常规检查是检验项目中最基础及最常用的检验项目，肿瘤患者来医院就诊，医生一般都会开血常规检查来了解患者的基础状况。血常规主要检测血液中的红细胞、白细胞、血小板等有形成分的数量及形态，通过检验报告中的不同检验项目表示出来。

270. 血液常规检查报告中与红细胞相关的检验项目有哪些，其临床意义是什么？

血常规检验报告中与红细胞相关的检验项目有红细胞计数、血细胞比容、血红蛋白、红细胞平均体积、红细胞平均血红蛋白浓度、红细胞平均血红蛋白量、红细胞体积分布宽度。

红细胞计数、血细胞比容、血红蛋白主要用于判定患者是否存在贫血；红细胞平均体积、红细胞平均血红蛋白浓度、红细胞平均血红蛋白量主要用于分析贫血的类型及原因；而红细胞体积分布宽度主要用于表现患者的红细胞形态是否一致，对判定贫血的类型及原因有一定的辅助作用。例如，血红蛋白正常下限成年男性为120g/L、女性为110g/L，若血红蛋白在90g/L~正常下限之间为轻度贫血，60~90g/L之间为中度贫血，低于60g/L为重度贫血。

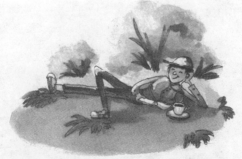

271. 血液常规检查报告中与白细胞相关的检验项目有哪些，其临床意义是什么？

白细胞是血液中常见的有核细胞，根据形态特征将其分为粒细胞、淋巴细胞和单核细胞三类。粒细胞胞质中含有特殊颗粒，据颗粒特点又分为中性粒细胞、嗜酸性粒细胞和嗜碱性粒细胞三个亚类。

检验报告中与白细胞相关的检验项目有白细胞计数、中性粒细胞百分比、中性粒细胞绝对值、淋巴细胞百分比、淋巴细胞绝对值、单核细胞百分比、单核细胞绝对值、嗜酸性粒细胞百分比、嗜酸性粒细胞绝对值、嗜碱性粒细胞百分比、嗜碱性粒细胞绝对值。正常情况下中性粒细胞百分比在 50%～75% 范围内，所以多数情况下白细胞计数的变化与中性粒细胞相一致，这里需注意的是其他任何一种亚类细胞较大幅度的增多均可导致白细胞计数的升高。

肿瘤患者的白细胞计数、中性粒细胞百分比、中性粒细胞绝对值升高多见于细菌性感染、升白细胞药物治疗后、手术后**应激状态**等，白细胞计数、中性粒细胞百分比、中性粒细胞绝对值减低多见于放化疗后骨髓功能抑制等；淋巴细胞百分比、淋巴细胞绝对值升高多见于病毒感染、淋巴瘤、放化疗后骨髓功能抑制等，淋巴细胞百分比、淋巴细胞绝对值减低多见于细菌性感染、升白细胞药物治疗后等；嗜酸性粒细胞百分比、嗜酸性粒细胞绝对值升高多见于**过敏反应**。

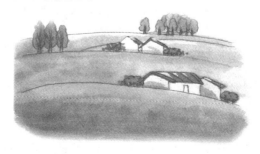

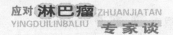
272. 血液常规检查报告中与血小板相关的检验项目有哪些，其临床意义是什么？

检验报告中与血小板相关的检验项目有血小板计数、血小板体积分布宽度、血小板平均体积、大血小板比率。

肿瘤患者中有 30%～40% 的病例在病程的不同时期出现血小板增多症，尤以慢性粒细胞白血病、恶性淋巴瘤多见，脾切除术、急慢性出血、手术后、**骨髓抑制**恢复期等也是血小板增多的原因；血小板减少多见于放化疗后骨髓功能抑制、肿瘤侵犯骨髓及弥散性血管内凝血等。血小板体积分布宽度、血小板平均体积、大血小板比率主要用于表现血小板的形态，对判断骨髓造血功能有一定的临床意义。

273. 接受放、化疗的淋巴瘤患者为什么要频繁进行血液常规检查？

因为放、化疗对患者骨髓造血功能有影响，所以，接受放、化疗的肿瘤患者在放化疗之前一定要进行血液常规检查，以确定是否能够进行放化疗。血液常规检查白细胞计数需大于 $3.0 \times 10^9/L$、血小板计数需大于 $80 \times 10^9/L$ 患者才能进行放、化疗。白细胞、血小板太低不能进行放化疗，如果在白细胞、血小板较低时进行放化疗，药物会进一步抑制骨髓的造血功能，进而使得白细胞、血小板进一步的降低，很容易使患者免疫力下降，易发感染，或者血小板太低造成出血等危险情况。在放、化疗期间以及结束后也要定期复查血液常规检查，以监测患者骨髓造血状态。那在放、化疗结束后为什么也要定期监测血常规呢？有的患者在放化疗结束时查血常规可能是正常的或者稍低，不需要药物进一步治疗，但是一般的化疗药物或者放疗的射线还会有后期效应，这些效应并不能完全在治疗期间显现，在治疗结束后还会继续影响骨髓的造血功能，使得白细胞、血小板进一步的降低，所以也还是需要定期复查血常规，以便及时发现问题，给予相应的治疗，防止紧急危险情况的发生。

274. 为什么有些患者需要进行尿常规检查？

尿液常规检查虽然是临床上最常用的重要检查项目之一，一般在以下情况下会让患者进行尿常规检查。

（1）对怀疑泌尿系统感染的患者：如有尿急、尿痛、尿频等尿路刺激征或者腰部肾区叩痛、血尿等症状的患者，以便确认尿中是否有白细胞、红细胞或尿蛋白等。

（2）对有黄疸症状的患者，以确认是否有尿胆色素的增高，是否有肝胆系统的疾病等。

（3）对有代谢系统疾病的患者，进行尿常规检查可确认有无尿糖、酮体升高，可**筛查**患者有无糖尿病等。

（4）对怀疑泌尿系统结石或肿瘤的患者，尿常规检查可确认有无隐血、红细胞等，以帮助临床早期诊断及鉴别诊断。

275. 什么是晨尿？为什么一般要求留取晨尿进行检测？

医生在开尿常规检查时一般都会交待患者最好留取晨尿进行送检，晨尿就是清晨起床后第一次排尿时收集的尿液标本。这种尿液标本较为浓缩，尿液中的血细胞、上皮细胞、病理细胞、管型等有形成分的浓度较高、形态也较为完整，有利于尿液形态学和化学成分分析。

276. 什么是中段尿？留取合格的标本有哪些注意事项？

留取尿液常规分析时一般要求患者取中段尿标本进行送检，中段尿顾名思义就是排尿过程中中间排出的尿，即不留先排出的尿，也不留最后排出的尿，只收集中间段的尿液。这种标本可以避免男性精液和女性外阴部的一些分泌物混入尿液标本中对检查结果造成影响，从而出现一些检查项目的假性升高。

尿常规分析标本虽然易得，但是留取合格的标本对于得到正确的化验结果也是至关重要的。尤其是尿标本一般由患者自己留取送检，患者更应该遵从医嘱留取标本。留取合格的尿常规分析标本的注意事项：

（1）留取尿常规分析标本前到医院指定地点领取清洁的一次性标本容器。

（2）女性患者应避开月经期，在外阴清洁的情况下留取中段晨尿送检。

（3）男性患者应避免精液、前列腺液等对标本的污染。

（4）留取标本后要立即送检。如送检不及时就会导致尿液中细菌增殖、酸碱度改变、细胞等有形成分破裂，造成检测结果的不准确。

277. 尿液常规分析各检查项目都有哪些临床意义呢？

（1）潜血、红细胞：潜血即是检测尿液中的血红蛋白，血红蛋白除来自尿液中的破裂红细胞外，也可由于血管内溶血导致尿液中血红蛋白出现阳性。尿液中红细胞增多即为血尿，一般分为两种情况，肉眼血尿和镜下血尿。当每升尿中含血量在 1 毫升以上时，肉眼即可见到尿液呈不同程度红色混浊如洗肉水样，便被称为肉眼血尿。镜下血尿是肉眼看不出来的血尿，此时在显微镜下可看到尿液中有红细胞，当每高倍镜视野大于 3 个时便被称为镜下血尿。无论是镜下血尿还是肉眼血尿都是泌尿系出血的一种表现，泌尿系炎症、结石或肿瘤都可导致出血。女性患者也有可能是月经污染等。

（2）白细胞、亚硝酸盐：尿液中出现白细胞主要见于泌尿生殖系统感染。当泌尿系统（尿道至肾脏的任何部位）感染细菌时，典型的表现就是尿液中白细胞增多，所以检测白细胞作为感染指标是非常有用的。尿亚硝酸盐主要用于泌尿系统细菌性感染的快速**筛查**，当泌尿系统有某些细菌感染时，它们会将尿液中正常组分硝酸盐转化为异常组分亚硝酸盐，能转化硝酸盐的细菌通常为革兰阴性细菌，如常见的大肠杆菌。故可辅助医生快速的选择正确的抗生素进行治疗。

（3）葡萄糖、酮体：尿常规检查中虽然包括葡萄糖的**筛查**，但是它不像其他的参数，该项目主要用于诊断和监测机体的代谢状况，而不是肾脏或泌尿系的状况。正常情况下尿中是检测不到葡萄糖的，尿中发现葡萄糖的即被称为糖尿，尽管出现糖尿的患者可被怀疑为糖尿病，但是出现糖尿并不能确诊为糖尿病，因为许多其他原因亦可出现糖尿。例如，大量摄入糖类食品或输入葡萄糖溶液、情绪激动等应激情况以及锻炼后的人均可出现糖尿。糖尿也与妊娠、脑膜炎、甲状腺功能低下、肾上腺髓质肿瘤和一些脑损伤有关。尿酮体升高一般多见于糖尿病等糖代谢障碍的患者，也可见于脱水、呕吐、腹泻、发热的患者或者饥饿、禁食等情况下的人。

（4）胆红素、尿胆原：尿中胆红素和尿胆原的检测主要是用于肝脏疾病的检查和确定黄疸的原因。正常情况下，尿液中是检测不到胆红素的，尿液中出现胆红素可能是肝脏疾病最早期的表现，所以它对于早期发现和监测肝炎特别有用。

（5）蛋白：在尿常规检查中，蛋白是最为重要的项目之一，含有蛋白的尿液被称作蛋白尿。蛋白尿反映机体的一种异常状况，出现蛋白尿的原因有很多，如肾小球受损（如肾病综合征、肾小球肾炎等）、肾小管受损、泌尿道功能失调等。尽管尿里出现蛋白可提示肾脏疾病，但是由于尿常规检查属于初筛项目，有些因素可能导致结果出现**假阳性**，如由于阴部某些分泌物的污染造成结果的**假阳性**等，所以最终的诊断尚需其他检查，其中包括尿沉渣检查（特别是存在管型的种类）、定量检测每天排出的蛋白量、电泳检查蛋白的种类和患者的病史等。

（6）管型：管型的出现具有非常重要的临床意义，它主要是通过肾小管内蛋白质沉淀或管腔内物质粘连而形成。依据形态可将管型分为透明管型、细胞管型、颗粒管型、蜡样管型、脂肪管型等。单一的透明管型临床意义不大，健康人尿液中可见少量，在剧烈的锻炼后，透明管型也会增多。细胞管型显示肾小管中存在细胞，一旦出现即表明机体有严重的疾病。颗粒管型是细胞管型降解的中间产物，蜡样管型则被认为是细胞管型降解的最终产物，蜡样管型一般提示肾功能停滞，与严重的慢性肾疾病和肾脏淀粉样变性等有关。

278. 什么情况下需要做便常规检查？

一般在患者有腹泻、腹痛、排便习惯改变等症状，怀疑胃肠等消化系统有感染、出血、寄生虫感染或肿瘤时，医生便会开便常规检查。

279. 便常规检查包括哪些项目，各有什么临床意义？

便常规检查一般包括大便外观、白细胞、红细胞、寄生虫等。大便外观主要是观察大便的颜色和性状，有助于医生初步判断疾病类型；白细胞增多主要见于肠道炎症；红细胞增多主要见于消化道出血、痔疮或肿瘤等；寄生虫主要见于寄生虫感染。

280. 如何留取合格的便常规检查标本？

便标本也是由患者自己留取送检，同样留取合格的标本对于得到正确的化验结果也是至关重要的。所以患者更应该遵从医嘱留取标本。留取合格的便常规标本的注意事项：

（1）留取便常规检查标本前到医院指定地点领取清洁的一次性防渗漏标本容器。

（2）应留取异常成分的粪便，如含有黏液、脓血等病变成分的标本送检；外观如无异常，需从表面、深处及粪便多处取材送检。送检标本以蚕豆大小为宜。

（3）灌肠标本或服油类泻剂的粪便标本不宜送检。

（4）应避免混有尿液、消毒剂及污水等杂物。

（5）留取后应立即送检。放置时间过久，可能会导致细胞破裂、阿米巴等一些寄生虫的死亡，难以检出异常成分，从而影响检测结果的准确性。

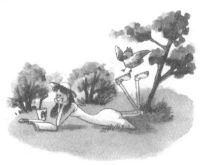

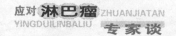
281. 什么是便潜血检查？有哪些疾病会出现便潜血阳性？

便潜血检查就是用化学或免疫学的方法验证粪便中是否含有血液的试验，这种情况下一般出血量很少，且因红细胞被消化分解肉眼见不到大便颜色改变，且便常规显微镜检查也不能发现红细胞。阳性结果即表示大便中含有血液，引起便潜血的疾病主要有消化道出血、药物性胃黏膜损伤、胃肠道结核、寄生虫病及胃肠恶性肿瘤等。因此，便潜血检查也就成为了**筛查**消化道恶性肿瘤的重要检查项目之一。

282. 留取便潜血标本需要做什么准备？

由于化学法主要是通过血红蛋白中含铁血红素具有过氧化物酶的活性分解过氧化物、催化色原物质氧化呈色等一系列化学反应得出检测结果，这就要求患者应在留取便潜血标本前 3 天禁食动物血、肉类、维生素 C 等，以免在用化学法检查时出现假性结果。而用免疫法进行便潜血检查则是直接检测粪便中的血红蛋白，故不需要禁食上述食品。但是如果出血部位在上消化道，因红细胞或血红蛋白会被消化分解，这时采用免疫法进行检测则会出现**假阴性**结果，故需采用化学法进行检测。

283. 痰标本如何留取？

痰标本采集以晨痰为佳，在采集标本前应用清水漱口或者牙刷清洁口腔，有假牙者应取下。另外，建议在使用抗菌药物之前采集标本。采集痰液时，应用力咳出呼吸道深部的痰，将痰液直接吐入无菌、清洁干燥的容器中，标本量应≥1ml。对于咳痰困难的患者，可雾化吸入45℃的100g/L氯化钠水溶液，使痰液易于排出。

284. 尿液细菌培养的标本如何留取？

由于尿液细菌培养的最主要问题为杂菌污染，因此，应严格进行无菌操作留取清洁中段尿。患者留取尿液标本时，建议先用肥皂水清洗会阴部，再用清水冲洗，在无菌尿杯中留取10ml清洁中段尿立即送检。另外，也可留取导管尿或由医生无菌操作穿刺取尿。除此之外，由于大多数药物主要通过尿液排泄，建议患者在用药前留取清洁中段尿，在降低污染杂菌的同时提高致病菌的检出率。

285. 哪些化验检查需要空腹？

患者到医院做血液化验前，负责采集静脉血的护士都要询问"吃饭了吗？是空腹吗？"部分医院在抽血室和检验申请单上也有提示："患者抽血前应空腹"。

随着医学的发展，临床检验项目不断增加，截止到今年我们国家批准的检验项目就有1000多项。各个医院根据临床诊疗的需求不同，开展的检验项目数量和内容也不同，但是基本的检验项目是相同的，包括血液、生化、免疫等（如血、尿、便常规检验，肝功能、肾功能、血糖、血脂、凝血相关项目、肝炎病毒等检验）等几大类。这么多的检验项目哪些必须空腹抽血？为什么？

临床生物化学检测项目中肝功系列、肾功系列、血脂系列、血糖、离子及血液凝集等系列项目均需要空腹抽血检测。

临床血液、尿液的基础检验项目中血常规、晨尿常规需要空腹抽血或留尿检测。

临床免疫检测项目中甲状腺功能相关的检测项目需要空腹抽血。

286. 为何要空腹抽血？

（1）人在空腹时，机体处在相对的生理基础代谢状态，这个时间段抽血检验其测试结果能够准确反映机体真实情况，并且可排除饮食、药物等因素对检测的影响。

（2）多数人在早间运动较少，而经过进食、劳动、运动、工作等诸多相对运动量较多的因素的影响下，可使一些化验指标发生波动，不利于测定结果的相对稳定和准确。人体生物周期的变化，某些项目指标因采血时间不同，变化较大，如**皮质醇**分泌高峰在早晨，下午至晚间则逐渐下降。血液基础检验中的血常规里的项目就是一天当中随着进食、活动等基础代谢的变化而波动，因此在同一时间测定的结果具有可比性，如果需要定期监测某个项目比较结果时，建议在相同的时间段进行检测的结果相比，另外，与以往所做结果做比较时还要结合病情综合分析。

（3）若早晨验血前进食，尤其是吃了牛奶、豆浆、油炸食品、鸡蛋、糕点等食物后，食物消化后产生的大量乳糜微粒便会很快地吸收进入血液，此时的血液也会"浑浊"，医学上称为"脂肪血"。由于不少血液生化检查是通过标本颜色的变化来作出判断的，若血液因乳糜微粒而显得浑浊，则检验人员和检测仪器就很难观察分辨清楚。特别是在使用仪器做血脂测定时，"脂肪血"将影响测定的准确性。食用高糖食物 2 小时内可使血糖迅速升高，不能反映真实的血糖结果。在前一天晚间进食后到第二天清晨，空腹时间达 10 小时以上，身体内各种化学物质已达到相对稳定和平衡，此时抽血可得到相对稳定和准确的结果。因此，建议做生化相关项目检验时采用空腹抽血，但在特殊情况需要时也可以在清淡饮食后 6 小时采血化验，血脂检验必须在餐后 10~12 小时方可采血。为了使检测项目结果更精确，希望患者一定要遵循医嘱。

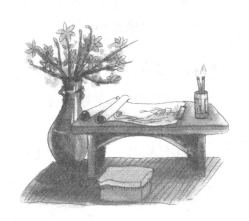

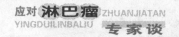

五、心理调节篇

287. 淋巴瘤患者怎么面对自己的病情?

　　癌症是一种恶性疾病,癌症患者被诊断时,有人形容是被宣判了死刑。但是淋巴瘤与其他癌症不同,因为淋巴瘤是对化疗和放疗非常敏感的肿瘤,接近40%的淋巴瘤患者可以治愈,即使不能治愈,通过治疗通常都能使病变有效缓解,有些惰性淋巴瘤患者可以带瘤生存10年、20年甚至30年以上。所以诊断了淋巴瘤并不可怕,积极地面对和接受治疗可以使患者有效的摆脱病痛,恢复正常的生活。

　　被诊断为淋巴瘤后,面对噩耗,患者会经历从怀疑、愤怒、消沉、接受几个阶段的心理变化。在这个适应的过程,患者家属要多鼓励、耐心陪护。患者自己也需要调整心情。而且情绪、精神的好坏,对自身的免疫有影响,间接影响了治病的效果。向病情屈服,丧失意志力,也会影响治疗的效果。乐观的精神状态也是疾病治疗的一个方面。

288. 淋巴瘤患者在日常生活中要注意什么?

　　(1)避免劳累:在经历了罹患肿瘤和肿瘤治疗两次打击之后,患者的身体有不同程度的损伤。有的人明显感觉到"体虚"、自己说"气不够用",说明身体的"元气"不足,需要休息来调节。如果过度劳累,不仅身体承受不了,还有可能导致免疫力下降，对肿瘤的复发也会有一定的影响。

（2）加强营养：加强营养不等于胡吃乱吃。饮食的调节是有讲究的。营养要均衡，完全素食或肉食都是不健康的。搭配要合理，才能全面补充蛋白、微量元素和维生素。补品不宜过多，饮食还是以"吃饭"为主。食量要适量，饥饿或饱食对胃肠道都是一种损伤。

（3）调节情绪：现代人的健康观念，包括了身体和精神两个方面。情绪稳定、精神良好、心理健康，对身体的健康有正面的加持作用，能提高人的免疫能力。而免疫力是平时人体对抗各种疾病的关键。相反，焦虑、愤怒、悲伤等情绪都会造成免疫功能的下降。

（4）淋巴瘤是淋巴细胞起源的肿瘤，而淋巴细胞属于免疫细胞，是主要的抵御外来感染的细胞之一。在淋巴瘤的化放疗过程中，必然导致正常淋巴细胞数量的显著减少，使患者的免疫力明显下降。淋巴瘤患者在治疗过程中甚至化疗结束后的半年时间内的免疫力都很低，容易发生各种细菌、病毒或真菌的感染，如肺炎、肠炎和带状疱疹等。所以应在日常生活中特别注意个人卫生，包括口腔卫生、饮食卫生、尽量少去人多的地方，出门戴口罩。有痔疮和肛裂的患者更应该注意便后的清洁，以免发生肛周脓肿等。

289. 淋巴瘤治好了，还能工作或上学吗？

淋巴瘤患者要避免劳累，那并不意味着患者只能在家里休息，不能工作或上学。患者如果不参与外界的活动，会逐渐和社会脱节，慢慢产生一种隔离感和孤独感，更容易沉浸在自己的小世界里，观念逐渐变得狭隘，更加封闭自己。一旦思想上有问题很难自行排解，进而诱导产生焦虑等不良情绪。

患者参与外界的时候，关键是掌握"度"的问题。患者可以从事轻体力活动，减少劳动时间，降低劳动强度。工作和学习时，更多的是要抱有参与的态度，不要争强好胜，不要有压力。这个度把握好了，既能参与活动调节心情，也能避免劳累损伤身体。

290. 是否应该告诉淋巴瘤患者病情？知道病情后患者情绪通常是如何变化？

大多数患者得知病情后一般会经历否认期-绝望期-接受期等情绪变化的过程。当得知病情后首先进入否认期，表现为震惊、麻木、否认，对危机表现为一定的情感距离，而不是深陷痛苦之中。但数天之后进入绝望期，表现为明显的痛苦、焦虑、抑郁甚至愤怒。但随着时间的推移患者会逐渐进入接受期，表现出对疾病的适应性，特别是随着治疗的开始，在其他人的帮助下，很快能与医护人员很好配合治疗，焦虑、抑郁程度明显减轻。不知道自己病情的患者在忍受疾病的打击和接受治疗感到痛苦时，得不到周围环境及时正确的引导和帮助，随着病情的进展，很难走出绝望期，处于消极状态，焦虑、抑郁程度不断加重，对未来充满迷惑与绝望，甚至可能采取一些悲观绝望的应对方式。

所以，尽管患者知情后会有一些负面心理活动，但在正确引导下会很快度过这段心理活动期，转而积极应对疾病。通过告诉患者癌症是可以治疗的，帮助其正确认识疾病，了解当前的医疗水平和发展趋势，积极开导患者，提供患者之间交流机会……，这些都会消除患者的不确定感，从而促进适应性反应，可使其焦虑、抑郁的程度明显减轻。而对患者隐瞒消极结果会使病情随着时间而逐渐加重，不利于患者的治疗。

291. 淋巴瘤患者如何保持积极、乐观的心态？

即使内心很坚强的人，在面对突如其来的疾病时，都不可避免的会出现心理的波动，无论是在确诊疾病时的怀疑与恐惧，还是在治疗和康复中的困惑与无助，这些都是正常的心理过程。但不良情绪的郁结不散，会严重影响身体的康复。因此，我们需要有意识地进行自我心理调节，来改善内心的痛苦。适当地进行自我宣泄，患者可以向家人、朋友、医护人员诉说，大家都会理解，共同帮助分担。而不应该将不良情绪埋在心底，个人忍受。患者要坚定战胜疾病的信念，并且不断暗示自己与其他人一样，是个"健康人"进行自我鼓励；通过深呼吸、冥想、听舒缓音乐等方式来放松自我的心情，感受宁静与平和；在身体允许的情况下，选择自己喜欢的文体娱乐活动，如太极、瑜伽、跳舞、读书、旅游等，适度的锻炼是缓解心情的好方法，往往会收到意想不到的效果。以"过好每一天"的态度来应对疾病，努力让自己活在当下，既不后悔昨日，也不预测明天，坚强、愉悦的过好每一天。积极、乐观、向上的心态，将是战胜病魔最有力的武器！肿瘤恶性程度很高而最后治愈的例子不计其数。

292. 淋巴瘤患者如何能尽快回归家庭、回归社会？

在经过一段时间的治疗后，疾病或是治愈、或是进入到一个稳定的状态，患者就会面临下一个问题，即如何将"患者"这个角色顺利转变回"爱人"、"父/母"、"子/女"、"同事"等角色。患者可能会闷在家里怕见人，也怕跟人聊有关疾病的话题，别人太关心会觉得是可怜，不关心又会认为是冷漠。而这种固守自封的状态会让患者越发孤独，甚至还会增加恐惧感，对康复极为不利。患者应该试着去敞开心扉，首先从与伴侣、亲人、朋友倾谈开始，对亲朋好友说出心中的希望与恐惧，这种沟通能够获得理解与支持，回归到家庭爱的怀抱中。接下来，患者应该主动走进社会，可以参加一些团体活动，如病友俱乐部、兴趣爱好俱乐部等，抗癌明星的榜样作用、与病友间的沟通与交流、丰富的文体活动等，这些社会支持都会减少孤独与恐惧感。再加上善于进行自我心理调节，患者就可以逐步回归到正常的生活中去，并且拥有积极、向上、乐观的生活态度。

293. 淋巴瘤患者如何能以平常心面对复查？

有的患者出院后，不愿到医院接受复查，大有"我与淋巴瘤一刀两断"的感觉，而这其实是一种逃避心理，害怕疾病的复发与转移，不愿、不想、也不敢去面对，只是一味的躲避。但是不到医院复查，一旦身体出现问题就会错过最佳的治疗时期，失去挽救生命的机会，那将追悔莫及。因此应勇于面对疾病，认识到复查也是今后身体康复必须经过的一个阶段，既然治疗已经有了好的效果，就要善始善终，将复查进行到底。

而复查前后的心理波动，又是很多患者面临的另一大难题。有的患者每当要去医院复查前都会万分紧张与焦虑，害怕真的复发了，那种恐惧与不安再次萦绕心头、挥之不去，直至复查结果显示一切正常。那么，除了进行自我心理调节外，患者还可以尝试放空自己，什么都不想，只是尽自己最大的努力做好当前的事，这样可以在复查前后获得一些内心的平静。如果这些方法都不能缓解患者的紧张、焦虑、甚至是失眠等症状时，应当到正规的心理门诊就诊。

294. 淋巴瘤复发了怎么办？

淋巴瘤复发的原因有很多，除了淋巴瘤本身的原因，患者可以控制和调整的是自己的心态和情绪。逃避、恐惧只能是暂时的，没任何帮助。当发现肿瘤复发、转移时，悲观、失望等负面的情绪，反而会对疾病的**预后**十分不利，吃不好、睡不着，精神状态不好，身体状况差，抵抗力下降，都会导致恶性循环。复发、转移不等于死亡，采取积极的态度，把有限的精力集中在积极解决现有的问题上，继续与肿瘤作斗争，往往会得到想不到的效果。

（1）建立良好的医患关系，相互信任、相互尊重可以增强医患共同抗癌的信心。信任医生可以为患者制定最佳的治疗方案，随着新药、新的治疗方法的出现，仍然可以治愈部分复发转移的患者，积极配合医生的治疗，战胜癌症更需要坚持不懈的毅力。

（2）家人、朋友对患者生活、情感上的帮助、支持很重要。生活上，可以护理患者、做家务等，提供无微不至的照顾。在门诊看病时，家属可以帮助排队挂号、预约检查，住院期间，负责患者的衣食住行，办理住院、出院手续，与医务人员沟通，协助患者做一些决定，如对一些检查、治疗方案，难以做选择时，家属、朋友是最好的参谋。情感上，家属、朋友可以帮患者分忧解愁，给患者鼓励，树立信心，与患者共渡难关。患者内心的担忧、疑虑，可以向家人、朋友诉说。

（3）如果患者心情持续不好，心理压力大，要及时向心理医生寻求帮助。很多人都认为看心理医生就是患了精神病，顾虑重重，其实，心理医生可以为患者打开心结，消除或减轻负性情绪，释放心理压力，有助于提高治疗效果。

（4）转移注意力，做力所能及的事。知道复发或是转移后，患者之前建立的信心，可能被摧垮。此时，要尽快调整，重新建立目标，重新燃起斗志。切忌独自在家冥思苦想的琢磨，有些患者选择出去旅游、在家里做家务、把自己的抗癌心路记录下来等等。

（5）养成良好的生活习惯：适当锻炼、合理饮食、作息规律。保持良好的身心状态，为新的治疗做准备。

295. 淋巴瘤患者如何应对失眠？

由于患淋巴瘤后的心理负担、经济压力、疾病的症状、睡眠习惯的改变、治疗的副作用，或者住院后环境改变等因素，常导致失眠。失眠发生后，又常常导致体力、精力消耗，心理痛苦加剧，降低生活质量，影响患者对放化疗的配合。目前对于失眠治疗存在着一些误解，患者、家属往往过度关注药物的不良反应，夸大了睡眠药物的依赖性，从而对失眠关注不足。针对不同失眠情况，应采取不同的措施。

（1）做好睡觉前的工作：睡觉前的准备应因人而异，对于疼痛的患者给予镇痛剂，恶心、呕吐患者给予镇吐药，对睡前有特殊嗜好的，如服牛奶、喝饮料，应给予满足，有条件者可以做身体按摩。

（2）住院患者很常见的失眠情况是睡倒了，就是白天输液时睡觉，晚上睡不着，此时首先要建立健康的睡眠习惯。

（3）**一过性失眠**（不是一贯失眠）的患者，一旦导致失眠的原因消除，症状即可缓减或消失，这种情况下，不需要药物治疗；或者在医生的指导下服用小剂量快速排泄的安眠药一两天可能就正常了。

（4）短期失眠的患者，可通过心理治疗，解除紧张因素，改进适应能力。避免白天小睡，不饮用含咖啡因的饮料，睡前散步或饮用适量的温牛奶等对改善睡眠都有帮助。也可以在医生的指导下短期服用安眠药物。

（5）慢性失眠的患者，应咨询相关的专家，需要经过专门的神经、精神和心理等方面的评估、调整。

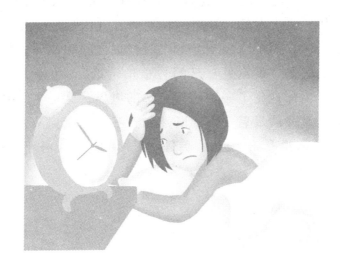

296. 淋巴瘤患者怎么克服对死亡的恐惧?

很大一部分淋巴瘤是可以治愈的，既使部分不能治愈，也有可能长期带瘤生存。淋巴瘤的治愈，除了医生和药物外，更主要的是要靠自身的抵抗力、免疫力和自愈力。如果一听是淋巴瘤就忧心忡忡，恐惧死亡，反而会影响自身的免疫力，甚至加重病情。如果安然处之，放下心来，保持精神生命和自然生命良性互动，病情反而会减轻，恢复和治愈的可能会更大。首先自己要有希望，才会有希望。

退一万步说，人生自古谁无死？一位哲学家说得好：每个人都是"不按自己的意愿而生，又违背自己的意愿而死"。生命有始有终，有出生，就有死亡，生命的周期不可逾越，每个人都要走完自己的人生。生命的最后一程怎么走完，往往也是身不由己。不如我们顺其自然，放松下来。有一位患者，她得知自己患了淋巴瘤之后，还活跃在大学的讲坛上。她战胜了自己，坦然面对，在课堂上向她的学生告别，发表了一篇"变暗淡为辉煌"的留世之作，人人敬仰。还有一位患者，几次病危，几次住进重病监护室。朋友们干脆，就在这个时候把挽联和悼词先念给他听了。活着的时候，就看见自己的"盖棺定论"，也是人生一件幸事。而且，生命达到了一种超然自逸的境界，这是生命的一种智慧。是的，生命的最后一程，既然人人不可避免，又为什么要恐惧呢？何不走得平和点儿？何不走得潇洒些？何不走得有尊严呢？

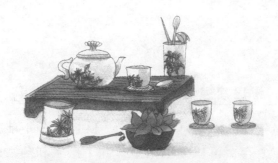

六、预防与体检篇

297. 淋巴瘤可以预防吗？

目前大部分淋巴瘤的病因尚未明确，因此，还没有办法完全预防淋巴瘤的发生。有些特殊病理类型的淋巴瘤是病毒感染引起的，如 EB 病毒、人类免疫缺陷病毒（HIV）和人类疱疹病毒 8 型（HHV-8），因此，这部分疾病能够在早期得到预防和控制。淋巴瘤不仅与机体内部环境相关，还与生活环境、生活习惯、社会因素有着密不可分的关系，因此，保持健康的生活状态、愉悦的心态、适当从繁重的工作中释放压力也能减少发生淋巴瘤的机会。

298. 哪些生活方式有助于预防淋巴瘤呢？

淋巴瘤可以通过改变不良的生活方式进行预防，即俗话说的"管住自己的嘴和迈开自己的腿"，具体说来包括戒烟限酒、平衡膳食、适当锻炼、维持正常体重、预防感染、避免和减少**职业危险暴露**。保持健康的心态、健康的生活方式有助于淋巴瘤的预防。

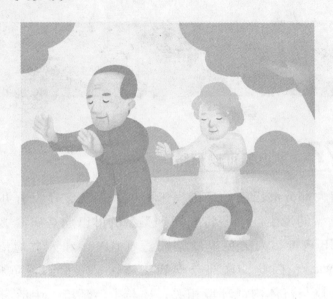

299. 为什么多数癌症容易在老年人中发生？

约 60% 癌症会在 65 岁以后出现，约有 70% 的癌症患者死亡发生在老年人群。目前认为导致癌症易在老年人中发生的原因有：①在机体内癌变过程需要若干年才能完成；②部分细胞、组织在老化时才会对部分致癌物质更加敏感；③机体免疫系统清除恶性细胞组织的能力随着年龄的增加而减弱；④癌症的发生总伴随着 DNA 遗传物质的出错，老化细胞修复出错 DNA 遗传物质的能力随着年龄的增加而减弱。

300. 如何通过控制饮食降低癌症发生风险？

通过平衡的健康饮食能有效降低癌症风险。平时应注意多摄入纤维、水果和蔬菜，同时减少红肉和肉制品、盐的摄入。红肉是指烹饪前呈现出红色的肉，包括猪肉、牛肉、羊肉、鹿肉、兔肉等所有哺乳动物的肉，肉制品包括腌制肉类、火腿等。

301. 是否应该相信某些宣传中所讲的抗肿瘤饮食?

生活中常有大量广告宣传某些特殊食品或"抗肿瘤食品"对身体非常有益,我们不应该依赖这些所谓"抗肿瘤食品"降低癌症发生风险,因其无法替代健康的平衡膳食在维持身体健康中发挥的作用。世界卫生组织建议每天至少应该摄入 400g 水果和蔬菜,预防癌症和其他慢性疾病。

302. 怎样能够早期发现淋巴瘤?

由于淋巴瘤的病理类型不同,临床表现也不尽相同。临床最常见的表现是出现无痛性、进行性增大的淋巴结,其中体表的肿大淋巴结容易通过查体较早发现,深部淋巴结则需要通过各种影像学方法检查才能发现。全身症状包括发热、盗汗以及消瘦、皮肤瘙痒等。饮酒后肿大淋巴结的疼痛是霍奇金淋巴瘤比较特异的一种表现。另外淋巴瘤发生在不同的部位或器官会引起相应的症状。定期查体、发现机体异常表现及时到医院就诊,能够为淋巴瘤的治疗争取最佳时机。

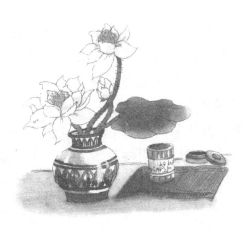

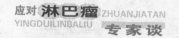

七、认识淋巴瘤篇

303. 什么是淋巴瘤？

淋巴瘤是一类威胁人类生命健康的恶性肿瘤，医学上的全称是"恶性淋巴瘤"。淋巴瘤是发生于淋巴结或淋巴结外组织或器官的一类恶性肿瘤，根据病理特点不同分为两大类，即霍奇金淋巴瘤和非霍奇金淋巴瘤。在这两大类病理类型中又分为多种病理亚型，主要是根据恶性细胞的来源、分化、发育阶段不同而分，这些病理亚型的治疗和**预后**也不完全一致，因此淋巴瘤是临床诊断中最为复杂的一类疾病，正确的病理诊断决定着治疗的方法和**预后**。因为淋巴瘤的病理诊断经常需要借助于免疫组织化学检测结果，所以诊断这类疾病所需要的时间通常比其他常见恶性肿瘤长。目前绝大多数病理类型的淋巴瘤发病原因尚不十分明确。

304. 什么是淋巴系统？

人体内运送各种物质的管道结构称脉管系统，包括心血管系统和淋巴系统两部分。心血管系统由心脏、动脉、静脉和毛细血管构成，在这个系统内循环流动的液体是血液。淋巴系统由淋巴器官、淋巴管道和淋巴组织构成，其中淋巴器官包括淋巴结、扁桃体、脾和胸腺，淋巴管道又可以细分为毛细淋巴管、淋巴管、淋巴干和淋巴导管，淋巴组织则是指分布在胃肠道、呼吸道等部位的含有大量淋巴细胞的组织。在淋巴系统中流动的液体被称为淋巴液。与红色的血液不同，淋巴液是无色透明的。

305. 什么是淋巴结？

淋巴结是人体内的一种淋巴结构，形似蚕豆，正常状态下直径小于 0.5cm，分散在全身各处淋巴回流的通路上，如颈部、腋窝、腹股沟、纵隔、肺门和肠系膜等处，与淋巴管相连通，是淋巴回流的重要滤器，也是机体产生免疫应答的重要场所。

306. 淋巴结有什么功能？

淋巴结的功能主要体现在两个方面：①滤过淋巴液：细菌、病毒或其他有害成分侵入机体后，随组织液进入遍布全身的毛细淋巴管，通过淋巴回流到达淋巴结，被淋巴窦内的巨噬细胞吞噬、清除或局限在淋巴结中，有效防止有害成分进入血液循环到达机体的其他部位；②参与免疫应答：淋巴结在接受外来抗原的刺激后，不仅能通过机体的体液免疫和细胞免疫反应消除进入淋巴结内的抗原成分，还能够输出效应淋巴细胞或免疫活性成分，发动机体其他部位特别是被入侵区域的免疫应答，及时清除外来抗原。此外，淋巴结产生的抗原特异性记忆细胞还能起到哨兵的作用，监视这些有害成分的再次入侵。

307. 淋巴瘤是怎样诊断出来的？

一旦怀疑患有淋巴瘤，应该尽早到医院专科就诊，首先完善影像学及血液学方面的检查，通过 X 线、CT、MRI、PET-CT 等检查明确疾病发生的部位、发展的程度，其次是要进行活体组织检查，进行病理诊断。浅表淋巴结可以通过手术切取适当大小的病变组织进行病理学检查。深部淋巴结或怀疑有病变的器官则需要针刺活检。淋巴结活检可以得到完整的淋巴结形态学信息，因此，一定要及时配合医生进行活体组织检查，以免耽误诊断和治疗。还有一部分特殊部位的病变只有通过创伤性手术切除才能够获得作为病理诊断所需的肿瘤组织。总之，只有病理诊断明确后，才能有针对性地进行恰当的治疗。

308. 淋巴瘤能够治愈吗？

经过规范化的治疗后，一部分患者可以达到临床治愈，一部分患者病情可以得到控制并延长生存时间，还有一部分患者症状可以得到改善。目前，恶性淋巴瘤已被公认为是可以治愈的恶性肿瘤之一。因此，患者应保持乐观，积极配合医生治疗。其中最重要的还是要早期发现、早期治疗。

309. 淋巴瘤分为哪些种类？

淋巴瘤是一组疾病的总称，分为两大类：霍奇金淋巴瘤和非霍奇金淋巴瘤。霍奇金淋巴瘤是根据英国病理学家 Thomas Hodgkin 命名的，他在 1832 年首次发表论文描述了这种疾病。霍奇金淋巴瘤的恶性细胞被称为 R-S 细胞（Reed-Sternberg 细胞）。根据淋巴细胞和 R-S 细胞的数量不同，霍奇金淋巴瘤分为结节性淋巴细胞为主型和经典型两个类型，其中经典型霍奇金淋巴瘤又分为结节硬化型、混合细胞型、淋巴细胞消减型和富于淋巴细胞的经典型霍奇金淋巴瘤四个亚型。与霍奇金淋巴瘤不同，非霍奇金淋巴瘤被分为 60 多种病理类型。不同类型的非霍奇金淋巴瘤被认为是各自独立的疾病，具有不同的病因学、细胞和分子遗传学异常，表现为特殊的形态学、**免疫组化**表型和临床特点等，需要采取不同的治疗策略。

310. 淋巴瘤的发病情况如何？

在全世界范围内，欧美及中东地区是淋巴瘤的高发区（发病率>10/10万人），而中国和日本为低发区（发病率5/10万人）。

311. 惰性淋巴瘤是什么意思？

顾名思义，惰性淋巴瘤就是生长非常缓慢的淋巴瘤。与之相对应的名词是侵袭性淋巴瘤，也就是生长迅速的淋巴瘤。非霍奇金淋巴瘤根据肿瘤细胞的生长速度，可以分为低度恶性（惰性）、恶性（侵袭性）和高度恶性（高度侵袭性）三类。惰性淋巴瘤在临床上常表现为慢性病程，具有反复的治疗后缓解-复发的特点。

312. 淋巴瘤会遗传吗？

淋巴瘤的发病机制目前并不十分清楚。流行病学研究表明，遗传因素在淋巴瘤的发病机制中确实起到一定的作用。有报道表明，非霍奇金淋巴瘤的发病具有家族聚集性，直系亲属，如父母或兄弟姐妹等有造血系统恶性肿瘤病史者非霍奇金淋巴瘤的发病风险可增加2~4倍。但是目前没有证据表明淋巴瘤具有遗传性。

313. 淋巴瘤是常见肿瘤吗？

霍奇金淋巴瘤是相对少见的恶性肿瘤，据统计，我国几个大城市中每年霍奇金淋巴瘤的发病率为（3~5）/100万，总数不大，多数病例发生于15~40岁的年轻人。非霍奇金淋巴瘤相对较常见，约是霍奇金淋巴瘤的10倍，是排名前十位的恶性肿瘤之一。我国几大城市中每年的发病率为（3~6）/10万。城市人群的发病率高于农村，男性发病率高于女性，发病率随着年龄的增加逐渐升高。

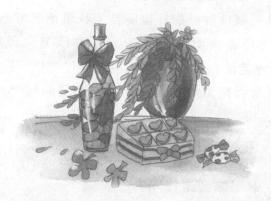

八、淋巴瘤病因的探究篇

314. 淋巴瘤的发病原因是什么？

对于淋巴瘤来说，无论是霍奇金淋巴瘤，还是绝大多数非霍奇金淋巴瘤的直接病因目前还不确定。一些研究提示了某些可能有关的危险因素：①免疫功能缺陷或紊乱，如患有自身免疫性疾病、艾滋病和器官移植的患者发生淋巴瘤的比例明显增高；②病原微生物感染，如幽门螺杆菌感染与胃淋巴瘤相关，EB 病毒感染与鼻腔 NK 细胞/T 细胞淋巴瘤和伯基特淋巴瘤相关等；③遗传因素；④环境因素：如化学物质、杀虫剂、苯以及其他有机溶剂和射线暴露等；⑤心理因素：有研究认为急性和慢性的心理**应激状态**与淋巴瘤的发生有关。目前认为，淋巴瘤的核心病因与免疫功能缺陷和慢性感染有关。

315. 免疫功能缺陷与淋巴瘤的发生有关吗？

已有的共识是，无论先天还是后天获得的免疫功能缺陷，都是发生淋巴瘤的危险因素，如艾滋病患者的淋巴瘤发生率是普通人群的 60~200 倍，肾移植患者则为 10~20 倍，心脏移植患者更是高达到 200 倍。大多与免疫功能缺陷或抑制相关的淋巴瘤为弥漫大 B 细胞淋巴瘤，这一病理类型是非霍奇金淋巴瘤中发病率最高的。有研究显示，免疫缺陷相关的弥漫大 B 细胞淋巴瘤往往与 EB 病毒感染有关，因此，也有人认为，大多数免疫缺陷相关

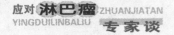

的淋巴瘤与免疫力下降之后的 EB 病毒感染有关。

316. 自身免疫性疾病与淋巴瘤有关吗?

据报道许多自身免疫性疾病,包括类风湿关节炎、干燥综合征、系统性红斑狼疮、溃疡型结肠炎、疱疹性皮炎、皮肌炎和桥本甲状腺炎等与高淋巴瘤发生风险相关。其中依据最多的是干燥综合征,据报道干燥综合征的患者发生淋巴瘤的相对危险性是普通人群的 4.5~44 倍,而类风湿关节炎为 1.5~4 倍,再其次为系统性红斑狼疮和皮肌炎。

317. 淋巴瘤与感染有关吗?

所谓感染,医学上指的是细菌、病毒、真菌、寄生虫等病原体侵入人体所引发的炎症反应。对付这些感染性病原体的主要功能细胞之一是淋巴细胞,而淋巴瘤是淋巴细胞恶变的结果,所以淋巴瘤的发生往往与抵抗感染相关。目前肯定的与淋巴瘤相关的感染原主要是病毒,包括同属于疱疹病毒科的 EB 病毒和 HHV-8(疱疹病毒 8 型)、人 T 淋巴细胞白血病病毒和丙肝病毒。而与淋巴瘤发病相关的细菌感染,目前得到公认的是胃幽门螺杆菌感染。

318. 胃淋巴瘤与胃炎有关吗?

胃黏膜相关淋巴瘤的发生与慢性胃炎有关已是共识,而慢性胃炎又与幽门螺杆菌的慢性感染有关,约 90% 的胃黏膜相关淋巴瘤患者的胃内可以检测到幽门螺杆菌的存在。有报道,血清中幽门螺杆菌抗体阳性的人发生胃黏膜相关淋巴瘤的危险性是阴性者的 6 倍，而且约 75% 的胃黏膜相关淋巴瘤患者可以通过抗幽门螺杆菌治疗使肿瘤缩小。

319. 淋巴瘤会传染吗？

淋巴瘤并不是传染病。肿瘤细胞不会从患者传到健康人而引起淋巴瘤的传播。可以设想，如果淋巴瘤可以传染，治疗淋巴瘤的医生患淋巴瘤的机率会增高；或者淋巴瘤病区的医生接触患者时需要像传染科大夫那样戴口罩和手套，患者的房间需要经常消毒。但这些都不是事实。因此，照料患者的家属大可不必担心自己被传染。

320. 接触有毒化学物质与淋巴瘤发病有关吗？

有研究表明，有机氯化合物（如二氯二苯三氯乙烷，即DDT、多氯联苯）广泛用于化学合成品的中间体、溶剂及农药等，与非霍奇金淋巴瘤的发病相关。因此，避免使用高毒性的有机氯农药，不仅造福环境，也有利于自身健康。染发剂可能与淋巴瘤发病无关。

321. 职业与淋巴瘤发病有关吗？

美国的研究表明，农场主患非霍奇金淋巴瘤的风险增高了约30%，可能是由于接触有机氯化合物，或受到谷物、动物蛋白和脂肪的慢性刺激。在中国石油工人中进行的研究表明，长期职业性接触苯和其他有毒化学物质者患非霍奇金淋巴瘤的风险增高。

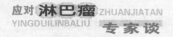
人们未必能自由选择自己的职业，但适当的职业防护是必要的。

322. 饮食习惯与淋巴瘤发病有关吗？

食用过多动物蛋白和脂肪会增加淋巴瘤的发病机会。饮食均衡是一种健康的生活方式。

323. 射线与淋巴瘤发病有关吗？

尽管射线可以增高白血病的发病率，却对淋巴瘤发病没有明显影响。长期接触低剂量 X 线的人员，淋巴瘤的发生率没有明显升高。日本原子弹爆炸后幸存者的淋巴瘤发病率与射线剂量也没有明显关系。

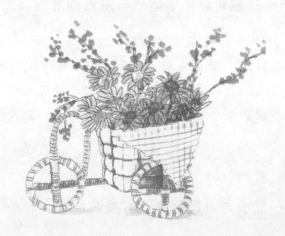

九、如何就诊篇

324. 患了淋巴瘤怎么办啊？

因为淋巴瘤属于可治愈的肿瘤，患者初次就诊时能否得到准确有效的治疗，是直接关系到生命长短的关键。建议淋巴瘤患者到正规的二级以上医院进行全面的检查、明确具体的病理诊断，并进行规范、有效的治疗，避免漏诊、误诊和误治。不要轻信广告中宣传的非正规的治疗方法。不要拖延治疗，因为早期和晚期淋巴瘤的治疗**预后**是有差别的。

325. 淋巴瘤患者如何选择就诊医院？

选择医院是看病的第一步，也是对诊断和治疗效果影响最大的。选择就诊医院应遵循：小病及时就近诊疗，大病选择三级、二级医院。小病是指常见病、多发病，可以及时到就近的社区门诊或一级医院就诊。大病是指当病情较重，诊断疑难，疗效不显时，及时选择二级以上医院就诊。二级以上医院根据收治范围分为综合医院和专科医院。综合医院诊疗范围广，分科齐全。专科医院是专门从事某一病种诊疗，专业性强。选择二级以上医院就诊的患者可根据自身的时间、经济状况、医院的口碑，医院的性质（公立、民营）、医院的级别、是否医保定点医院、地理位置的远近，以及对服务的要求等进行选择。

326. 淋巴瘤患者如何做好就医前的准备？

二级以上医院门诊出诊医生在出诊时间内必须接诊大量的患者，很难有充足的时间详细解答每一位患者提出的全部问题。患者在就诊前最好做一些准备工作，提前梳理好向医生介绍的病情、需要询问的问题，这样既可以节省时间，又可以避免因临时考虑而疏漏某些重要的细节。此外，如果患者已在其他医院检查或治疗，应将已有的检查结果和病历资料带全，以便医生的进一步诊断和治疗。

327. 怀疑淋巴瘤应如何就诊？

在多数二级以上综合医院淋巴瘤被归为血液肿瘤科或血液病科。在肿瘤专科医院就诊程序相对简单，专科医院一般都设有淋巴瘤专业门诊或淋巴瘤专家门诊。对于还仅仅是怀疑淋巴瘤的患者，建议先去淋巴瘤普通门诊就诊，医生可以帮助患者完成初步的病史信息的收集、查体、安排化验和相关的影像学检查等，如果需要手术切除肿大淋巴结等病理**活检**，医生还会建议患者到相应的外科就诊。在完成了淋巴瘤的病理诊断和分期后，如果咨询治疗问题可以去淋巴瘤综合门诊和专家门诊，其中淋巴瘤综合门诊会有淋巴瘤专业的内科和放疗科大夫的综合诊治。

初次就诊时如果没有头绪，可以到服务台或咨询台询问，以免挂错号。

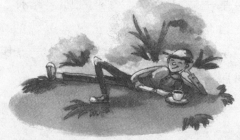

328. 淋巴瘤患者转到肿瘤专科医院就诊需要做哪些准备？

（1）选择患者情况比较稳定的时候转院。因为患者无法在就诊的当天就转入病房，如果患者身体状况比较差，最好在当地医院先处理，以免发生危险。尤其是有急性病症，如大出血、肠梗阻或胃穿孔的患者，在没有急救中心看护等情况下，不建议家属自行带患者前来就诊，以免路途中发生危险。

（2）将其他医院资料尽量带齐，包括病历复印件、化验单、B 超或 CT 片或 MRI 片等影像学检查结果等，对转院后的诊断仍有很重要的参考价值，尤其是已经进行了肿瘤组织**活检**并有病理诊断的，不仅仅要带病理报告，最好借出病理切片（特殊处理过的装有标本的玻璃片）以及切白片 10～20 张，可以直接先进行病理会诊，如果病理诊断有疑问，还可以进一步将白片补充做**免疫组化**染色以明确诊断。这样可以加快就诊过程，避免重复**活检**或延误治疗。

（3）如患者病情严重且当时没有门诊，可以先到急诊挂号处理。

329. 淋巴瘤的就诊流程是什么？

淋巴瘤的患者从就诊到治疗，需要经历**活检**或会诊病理明确诊断、查体分期、治疗前常规检查、按照检查结论转入相应病房治疗的几个阶段。

患者就诊第一件事情是明确诊断：是不是真的患了淋巴瘤，是哪种病理类型，分期如何？因为淋巴瘤的病理类型很多，只有明确病理类型才能确定具体的治疗方案和判断**预后**。所以，第一步，是进行**活检**，如果外院已经进行**活检**并考虑为淋巴瘤，可以借外院病理切片会诊，避免重复**活检**，等待时间延长。

医生通过查体和影像学检查可以判断分期，所以会安排相应的影像学检查，通常包括 B 超和 CT，PET-CT 检查有助于更加正确的分期。有中枢神经系统受累的淋巴瘤患者，如无 MRI 检查的禁忌，脑 MRI 的检查可以更好地显示肿瘤的存在。

在明确了诊断和分期后，治疗开始之前，还需要了解患者的骨髓功能、肝肾功能、是否有骨髓受侵、是否有肝炎等传染病。因此，医生会安排血常规、血液生化、病毒检测（通常包括乙型肝炎、丙型肝炎、艾滋病和梅毒）、骨髓穿刺和**活检**等化验检查。

为了减少患者等待的时间，医生多数情况下会建议患者在检查的同时进行治疗前的预约，两不耽误。治疗可以根据化疗方案和患者的要求，选择住院或门诊治疗。

330. 什么样的患者去会诊中心就诊最合适？

会诊中心是多学科多位专家集中讨论病情、帮助患者治疗的门诊。一般是针对病情复杂的患者。如果患者平时身体好，没有特殊的病史或长期严重的慢性病，此次看病的病情单一、明确，就没有必要去会诊中心就诊，通过正常流程可以更快诊断并进行治疗。如果患者有特殊的病史会影响淋巴瘤的治疗，或者患者在外院经过不规范的治疗导致目前情况复杂，或者患者已经正规治疗过但病情没有控制或再次复发等，这些复杂的情况，一个专家难以给出最全面的意见，可以到会诊中心就诊，由多位专家集思广益，为患者提供更好的医疗服务。

331. 如何选择普通门诊和专家门诊？

目前多数医院都设立简易门诊、普通门诊、专科门诊、专家门诊及专业组门诊、特需门诊等，以满足不同层次的需求。建议初诊患者挂普通门诊，因为初诊时无论是专家门诊还是普通门诊医生，都要根据病情先让患者做相应的检验、影像检查，肿瘤性疾病还需要组织病理学检查才能确诊。患者复诊或有疑难疾病并且检查资料完善者可选择专家门诊。患者可根据医院专家介绍栏或网站上的专家介绍了解各专家的专业特长，结合自身病情选择适合的专家。

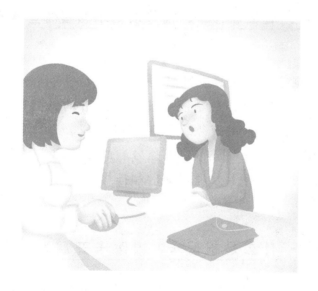

332. 选择哪种方式预约挂号？

为方便群众就医，提高医院医疗服务水平，各个医院均在开展不同的预约挂号方式来缓解患者挂号排队和候诊等待时间。预约挂号方式主要包括电话预约、网络预约和自助挂号等方式。医院电话预约和网络预约方式多通过与第三方公司合作为患者提供方便，优点是有稳定的网络挂号平台，有大量的接线客服，解决患者排队挂号的困扰，但缺点是第三方公司客服缺少医学专业知识，患者在采取电话预约和网络预约前应了解医院的科室设置和挂号的号别。自助挂号是在医院挂号处、门诊大厅等显著位置放置的自助挂号机，方便患者在医院就诊后预约下次就诊时间。患者在就诊前了解就诊医院的预约挂号方式和预约挂号号别，合理安排时间挂号就诊。

333. 建立就诊卡、挂号须出示患者哪些身份证明的证件?

患者按规定必须用真实姓名挂号、就诊。凡到各医院就诊的患者须为实名制挂号，严禁使用非就诊患者的姓名建卡、挂号。在各医院办理就诊卡时，须出示患者身份证、户口本或驾驶证、老年证等有效身份证明进行建卡挂号。此外，北京医保患者必须持北京医保社会保障卡办理就诊卡和挂号。

334. 什么是银医卡? 银医卡开展哪些自助服务项目?

银医卡是银行和指定医院合作办理的联名卡，具有普通银行卡的所有功能，还可以在医院网站预约挂号。银医卡开展的自助服务包括自助缴费、自助检查报告打印、自助信息查询等。银医卡的开展使实名制挂号得以更好应用，也为全国开展的"先诊疗，后结算"奠定基础。

335. 为何要建立正式病案？

各地均实施门诊就诊手册，并在各医院均可使用。门诊就诊手册是由医生填写，对患者每次就诊情况、各项检查和用药情况的记录。如果患者需要住院治疗时，部分医院要求建立正式病案。患者根据各医院要求持患者身份证或有效证件填写病案首页建立正式病案。正式病案是对住院后患者病情和诊疗过程所进行的连续性记录。正式病案一般由医院病案室统一保管。

336. 医保患者就诊需要做好哪些准备？

首先，到任何医院就诊，必须携带医保卡（本），以证实医保身份，进行医保结账。没有医保证明者会被默认为自费，造成费用无法报销。另外，就诊前应了解各种医保规定，各种医保政策因地区不同、病种不同也会有所差异，要按照要求提前办理，如转诊、特病等相关手续。

337. 医院里发的传单可信吗？

不可信，候诊区里闲散人员传发的传单都是非法广告。严重影响了人们的视野，误导、欺骗了很多急于求医的患者。这些广告所宣传的医疗手段不仅没有及时为患者解除病痛，反而增加其经济负担，延误了病情的及时治疗。患者应清醒地识别违法医疗广告，谨防受骗上当。医院的宣传资料一般由佩戴医院标识的工作人员或存放在医院服务台、候诊区发放。

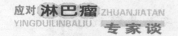

十、典型病例

病例一　早期霍奇金淋巴瘤

　　患者男性，25 岁，因"确诊霍奇金淋巴瘤 9 月，4 周期化疗后 1 个月余"于 2009 年 1 月 9 日入院。患者 2007 年 4 月无意中发现右下颈部肿块，约 1.0cm×1.0cm，无明显发热、盗汗和体重减轻，自服抗生素无缩小。2007 年 12 月出现双侧颈部及双侧腋窝肿物。2008 年 4 月入院就诊，右下颈部肿块增大至 3.0cm×4.0cm，行右侧颈部淋巴结切除**活检**，病理提示：霍奇金淋巴瘤，结节硬化型。入院查体：一般状况良好，全身皮肤、巩膜无明显黄染，左下颈及双侧腋窝可扪及多枚约 1.0cm×1.0cm 到 2.0cm×3.0cm 肿大淋巴结，质韧，稍活动，无明显压痛。完善颈部、胸部 CT 检测，结果提示：霍奇金淋巴瘤侵及双侧颈部、双侧腋窝、纵隔、右侧肺门、右侧心包膈肌组淋巴结，心包积液，双侧胸腔积液，腹部、盆部 CT 及骨髓穿刺检查未见明显异常，最后诊断：霍奇金淋巴瘤，结节硬化型ⅡA期**预后**不良型，侵及双侧颈部、双侧腋窝、纵隔、右侧肺门、右侧心包膈肌组淋巴结，心包积液，双侧胸腔积液。于 2008 年 5~7 月行 ABVD 化疗 4 周期。2008 年 8 月 PET-CT 评价疗效：肿瘤部分消失。于 2008 年 9~10 月行霍奇金淋巴瘤累及野放疗，治疗计划为 7 野的调强计划（7f-IMRT），靶区（放疗范围）包括双侧颈部、双侧腋窝、纵隔、双侧肺门、部分心包。放疗剂量 30Gy/1.5Gy/20f，对纵隔残留淋巴结区行局部同步加量至 36Gy/1.8Gy/20f。患者放疗顺利，未出现明显急性放疗相关不良反应。2012 年 5 月来诊，已正常上班 3 年，身体状况良好，病变完全消失，无复发和转移表现。

病例二　联合化疗治疗晚期霍奇金淋巴瘤

患者男性，28 岁。因"发现右颈结节及咳嗽半年"到肿瘤专科医院就诊。就诊前半年，患者无意中发现右颈部结节，直径约 1.5cm 大小，质韧，活动，无压痛，同时出现咳嗽，咳少量白痰，伴有盗汗（需要更换床单或被罩的大汗），无发热、体重下降。右颈部结节逐渐增大、增多，大者约 2.5cm×4.0cm。颈胸 CT：颈部及纵隔多发肿大淋巴结。行右颈淋巴结切除活检术，病理结果：经典型霍奇金淋巴瘤，淋巴细胞为主型。颈、胸、腹、盆 CT：右颈、双侧锁骨上、纵隔、腹腔、腹膜后、双侧髂血管区多发肿大淋巴结，大者 4.5cm×3.0cm，为淋巴瘤侵犯；脾明显增大，见大片低密度区，最大截面约 4.9cm×7.6cm，考虑为淋巴瘤侵犯。骨髓细胞学检查无异常。血常规、肝肾功能、乳酸脱氢酶、乙肝五项、丙肝抗体及 HIV 抗体检查均无异常。

诊断：P 霍奇金淋巴瘤，结节性淋巴细胞为主型 ⅢSB 期，侵及右颈、双侧锁骨上、纵隔淋巴结，侵及腹腔、腹膜后、双侧髂血管区淋巴结侵及脾。

（注：P 代表病理诊断，S 代表侵犯脾，B 代表有盗汗的症状）

预后分析：目前采用国际预后评分（IPS）来判断晚期患者的预后，不良预后因素包括：①白蛋白<40g/L；②血红蛋白<105g/L；③男性；④年龄≥45 岁；⑤Ⅳ期病变；⑥白细胞增多症（WBC≥15×10^9/L）；⑦淋巴细胞减少〔淋巴细胞总数少于白细胞总数的 8% 和（或）淋巴细胞总数<0.6×10^9/L〕。本患者无不良预后因素，预后相对较好。但为晚期患者，且有盗汗的症状，需强化治疗。治疗经过：经过剂量增加的 BEACOP 方案化疗（博来霉素+依托泊苷+表柔比星+环磷酰胺+长春新碱+泼尼松），3 周期复查颈、胸、腹、盆 CT 疗效评价为 PR（部分缓解，

病变缩小 50% 以上），6 周期复查颈、胸、腹、盆 CT 疗效评价
为 CRu（未确定的完全缓解，病变缩小 75% 以上），后经过标准
剂量的 BEACOP 方案巩固化疗 2 周期，共行化疗 8 周期。

复查：治疗结束后定期复查。复查计划：①第 1~2 年：每
3~6 个月 1 次；②第 3~5 年：每 6 个月 1 次；③5 年以上：每年
复查 1 次，持续终生。

该患者治疗结束后 1 年半，无病生存。

化疗前：

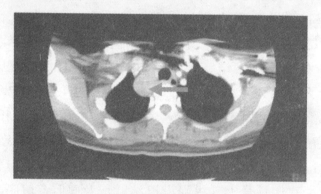

颈胸增强 CT：纵隔淋巴结肿大，约 4.5cm×3cm

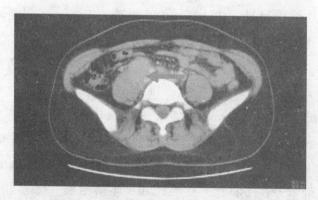

腹盆增强 CT：腹膜后淋巴结肿大，约 4cm×3cm

6 周期化疗后：

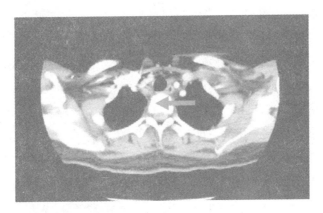

颈胸增强 CT：肿大的纵隔淋巴结消失

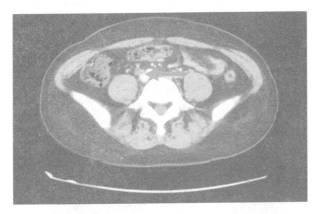

腹盆增强 CT：腹膜后淋巴结几乎消失

病例三　早期鼻腔 NK/T 细胞淋巴瘤

　　患者男性，55 岁，因"鼻塞及回吸性血涕 3 月余"于 2008 年 12 月 3 日入院。患者到肿瘤专科医院就诊之前已在外院做右侧鼻腔肿物切除活检术，术后病理：考虑恶性淋巴瘤。入院查体：一般状况良好，全身皮肤、巩膜无明显黄染，浅表淋巴结未及明显肿大，双侧鼻翼对称，颈软，心、肺、腹未见明显异常。鼻咽喉镜检查：右侧鼻腔肿物堵塞，肿物破溃，内镜不能通过并检查，右侧鼻腔及右侧鼻咽观察不满意，左侧鼻腔黏膜充血，肿胀明显，左侧鼻腔内可见不规则肿物，内镜勉强通过并检查，鼻咽部黏膜充血，未见明显肿物。口咽部左右侧扁桃体未见明显肿大。舌根部黏膜略肿胀。下咽部未见明显异常。喉部结构清晰，会厌及左右侧披裂未见明显异常，声带活动尚可，声门区未见明显异常。鼻腔磁共振（MRI）平扫+增强：双侧鼻腔内不规则肿物，大小约 $3cm \times 4cm \times 5cm$，边界不清楚，T1W1 呈等信号，T2W1+SPIR 呈中高信号，增强扫描呈不均匀中等强化。诊断：双侧鼻腔肿物，考虑淋巴瘤，肿瘤侵犯鼻前庭，贴邻右侧上颌窦内侧壁，包绕鼻中隔，与双侧鼻甲分界不清楚，向下侵犯硬腭。

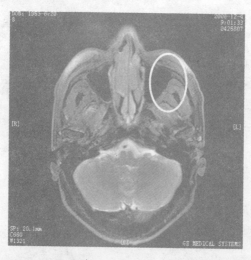

放疗前鼻腔磁共振（MRI）检查，病变范围用圆圈指示

入院后完善颈部 B 超，X 线胸片，腹部、盆部 CT 及骨髓穿刺检查均未见明显异常。外院会诊病理：鼻腔 NK/T 细胞淋巴瘤。最后诊断：双侧鼻腔 NK/T 细胞淋巴瘤，广泛 IEA 期，侵及双侧鼻腔及硬腭。于 2008 年 12 月 15 日～2009 年 1 月 16 日行鼻腔 NK/T 细胞淋巴瘤 7f-IMRT，靶区包括双侧鼻腔、双侧上颌窦、筛窦、鼻咽（肿瘤靠近后鼻腔）及硬腭，放疗剂量 50Gy/25f/33d。患者放疗 6 次后鼻塞明显减轻，鼻腔肿瘤明显缩小。放疗较顺利，放疗期间出现Ⅱ度放射性口咽黏膜反应，对症处理后缓解，Ⅰ度放射性皮炎。2009 年 1 月 12 日放疗结束时复查鼻腔 MRI：双侧鼻腔、鼻中隔肿物已不明显。近期疗效评价为肿物完全消失。放疗后患者进一步使用吉西他滨（健择）＋顺铂＋泼尼松化疗 4 周期。2012 年 5 月复查身体状况良好，MRI 和 CT 检查无肿瘤复发和转移表现。

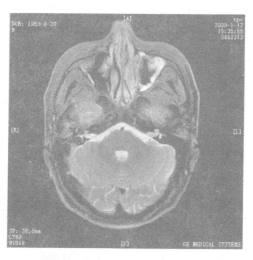

放疗后鼻腔磁共振检查，病变完全消失

病例四　胃黏膜相关淋巴组织淋巴瘤

　　患者女性，62岁，因"上腹隐痛2年余"就诊于当地医院，纤维胃镜发现胃体和胃窦部弥漫结节样病变，经**活检**病理检查考虑为胃黏膜相关淋巴组织淋巴瘤。发病以来无明显发热、盗汗、体重减轻。进一步颈胸部CT和腹部、盆腔CT未发现淋巴结肿大。当地医院从2008年12月至2009年3月采用环磷酰胺+多柔比星+长春新碱+泼尼松化疗4周期，上腹隐痛没有缓解，因此，转肿瘤专科医院进一步诊治。2009年4月24日复查纤维胃镜，胃体和胃窦部仍可见弥漫结节样病变，**活检**病理显示：CD20阳性，CD5、CD10阴性，诊断为胃黏膜相关淋巴组织淋巴瘤。颈胸部CT和腹部、盆腔CT仍未发现淋巴结肿大，临床诊断：胃黏膜相关淋巴组织淋巴瘤，ⅠEA期。我院从2009年5月~6月给予全胃调强放疗36Gy/18f/23d，放疗中患者有轻微恶心，进食减少，但放疗按期完成。放疗2个月后上腹隐痛基本消失。2011年2月17日复查胃镜，见胃内病变完全消失，而且胃黏膜色泽正常，说明放疗不仅治愈了疾病，而且对患者没有带来明显不良反应。

病例五　免疫化疗治疗晚期弥漫大B细胞淋巴瘤

　　患者女性，20岁。因"发现右颌下结节1个月"到肿瘤专科医院就诊。就诊前1个月，患者无意中发现右颌下结节，直径约2cm大小，质韧，固定，无压痛，无发热、盗汗及体重下降，无咽痛、咳嗽、咳痰。当地医院行B超及颈部CT检查均提示：右颌下淋巴结肿大。于我院行右颌下淋巴结切除**活检**，病理结果：弥漫大B细胞淋巴瘤。颈、胸、腹、盆CT：双侧颈部及右腋窝可见多发肿大淋巴结，大者约1.6cm×1.3cm，腹腔可见多发肿大淋巴结，大者约 5.5cm×4.4cm，脾内多发低密度结节，大者直径约 0.7cm，考虑为淋巴瘤侵犯；骨髓细胞学检查：无异常。血常规、肝肾功能、乳酸脱氢酶、乙肝五项、丙肝抗体及 HIV 抗体检查均无异常。

诊断：P 霍奇金淋巴瘤，弥漫大 B 细胞型，ⅢSA 期，侵及双颈、右腋窝淋巴结，侵及腹腔淋巴结，侵及脾。

（注：P 代表病理诊断，S 代表侵犯脾，A 代表无发热、盗汗及体重下降的症状）

危险度分层：经年龄校正的国际**预后**指数（aaIPI）评分：1分，低中危。

一般状态评分	0 分	0 分
分期	ⅢSA 期	1 分
乳酸脱氢酶	正常	0 分

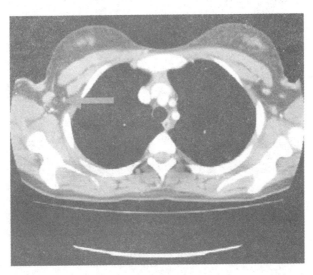

颈胸增强 CT：右腋窝淋巴结肿大，1.6cm×1.3cm

治疗经过：行 R-CHOP 方案化疗（利妥昔单抗+环磷酰胺+表柔比星+长春新碱+泼尼松，21 天/周期），3 周期复查颈、胸、腹、盆 CT 疗效评价为部分缓解（病变缩小 50% 以上），6 周期复查颈、胸、腹、盆 CT 疗效评价为完全缓解（病变完全消失），后巩固免疫化疗 2 周期，共行 R-CHOP 方案化疗 8 周期。

复查：治疗结束后定期复查。复查计划：①第 1~2 年：每 3~6 个月 1 次；②第 3~5 年：每 6 个月 1 次；③5 年以上：每年复查 1 次，持续终生。

目前该患者治疗结束后 2 年，无病生存。

化疗前：

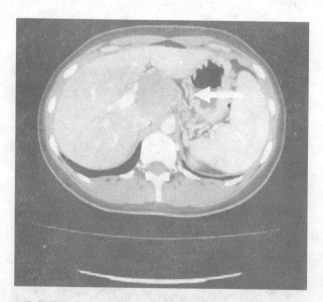

腹盆增强 CT：腹腔淋巴结肿大，约 5.5cm×4.4cm

6周期后：

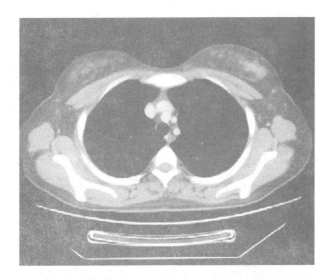

颈胸增强 CT：未见明确肿大淋巴结

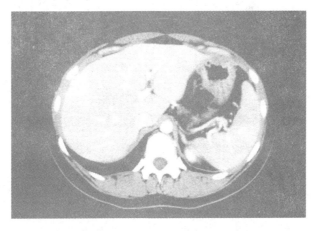

腹盆增强 CT：未见明确肿大淋巴结

治疗结束后 2 年：

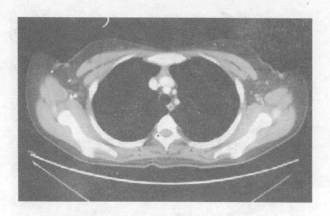

颈胸增强 CT：未见明确肿大淋巴结

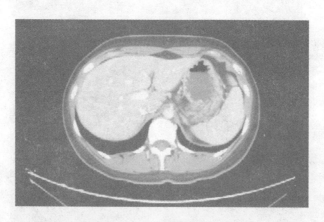

腹盆增强 CT：未见明确肿大淋巴结

病例六　免疫化疗治疗晚期滤泡淋巴瘤

　　患者女性，56 岁。因"颈部淋巴结肿大 1 年半，腹痛、腹胀半年"到肿瘤专科医院就诊。患者就诊的 1 年半之前，无意中发现双侧颈淋巴结肿大，大者直径约 2cm，质韧，活动，无压痛，无发热、盗汗及体重下降，双侧颈淋巴结逐渐增大、增多；

半年前出现腹部隐痛不适及腹胀。当地医院 B 超及 CT 检查示：腹腔内多发肿大淋巴结。后行腹腔肿物穿刺活检，病理诊断：非霍奇金淋巴瘤，滤泡性淋巴瘤 1 级，颈、胸、腹、盆 CT：双侧颈部、腋窝、纵隔、腹腔、腹膜后、双侧髂血管旁、双侧腹股沟区多发肿大淋巴结，部分融合成团，最大截面约 7.5cm×3.9cm，包绕腹部血管，符合淋巴瘤侵犯。骨髓细胞学检查：无异常。血常规、肝肾功能、乳酸脱氢酶、乙肝五项、丙肝抗体及 HIV 抗体检查均无异常。

诊断：P 霍奇金淋巴瘤，滤泡性淋巴瘤 1 级，ⅢA 期，侵及双颈、双腋窝纵隔淋巴结，侵及腹腔腹膜后，双髂血管旁、双腹股沟淋巴结。

（注：P 代表病理诊断，A 代表无发热、盗汗及体重下降的症状）

危险度分层：滤泡淋巴瘤的国际预后指数（FLIPI）：2 分，为中危组。

年龄	56 岁	0 分
Ann Arbor 分期	Ⅲ/Ⅳ期	1 分
Hb<120g/L		0 分
血清 LDH 高于正常		0 分
受侵淋巴结区≥5 个		1 分

治疗经过：行 R-CHOP 方案化疗（利妥昔单抗+环磷酰胺+表柔比星+长春新碱+泼尼松，21 天/周期），4 周期复查颈、胸、腹、盆 CT 疗效评价为部分缓解（病变缩小 50% 以上），8 周期复查颈、胸、腹、盆 CT 疗效评价为部分缓解（病变进一步缩小，未完全消失）。

复查：治疗结束后定期复查。复查计划：每 3~6 个月复查 1 次；5 年以上，每年复查 1 次或有临床症状的变化时及时就诊。

患者在治疗结束后定期复查病情稳定，治疗结束后 1 年 6 个月时复查 CT 提示：全身淋巴结较前增大、增多，疾病进展，现参加临床研究进一步治疗。

化疗前：

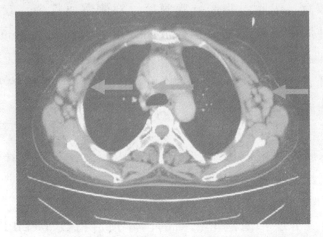

颈胸增强CT：双侧颈部、腋窝、纵隔多发肿大淋巴结，大者 2.0cm×1.7cm

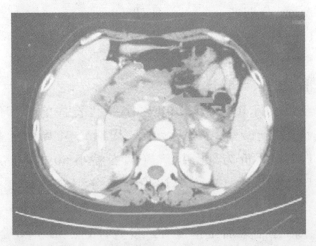

腹盆增强CT：腹腔、腹膜后、双侧髂血管旁、双侧腹股沟区多发肿大淋巴结，部分融合成团，最大截面约 7.5cm×3.9cm，包绕腹部血管

8 周期后：

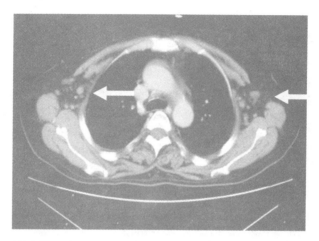

颈胸增强 CT：双侧颈部、腋窝、纵隔多发肿大淋巴结均较
前进一步缩小、减少，大者 1.0cm×1.0cm

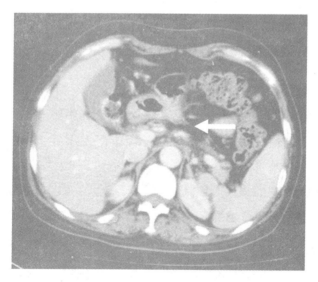

腹盆增强 CT：未见明确肿大淋巴结

治疗结束后 1 年半：

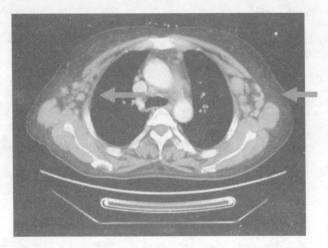

颈胸增强 CT：双侧颈部、腋窝、纵隔多发肿大淋巴结较前增大、增多，大者 2.0cm×2.0cm

病例七　高强度化疗治疗淋巴母细胞淋巴瘤

患者男性，28 岁。因"发现双颈淋巴结肿大 1 个月"到肿瘤专科医院就诊。就诊前 1 个月，患者无意中发现双侧颈淋巴结肿大，大者直径约 1.5cm，质韧，活动，无压痛，无发热、盗汗及体重下降，颈部淋巴结迅速增大、增多。当地医院 X 线胸片：纵隔增宽。转院后做左颈淋巴结切取活检，病理诊断：前驱 T 淋巴母细胞淋巴瘤/白血病。颈、胸、腹、盆 CT 示：双颈、纵隔可见多发肿大淋巴结，相互融合，包绕颈部及纵隔大血管；骨髓细胞学检查：无异常；血常规、肝肾功能、乙肝五项、丙肝抗体及 HIV 抗体检查均无异常，乳酸脱氢酶异常升高（LDH 317U/L，正常范围：135~225U/L）。

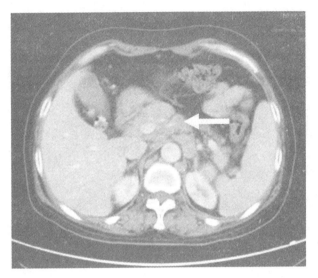

腹盆增强CT：腹腔、腹膜后、双侧髂血管旁、双侧腹股沟区多发肿大淋巴结均较前增大、增多，部分融合成团，最大截面约7cm×5cm，包绕腹部血管

诊断：T淋巴母细胞型淋巴瘤ⅡA期，侵及双颈、纵隔淋巴结。

（注：A代表无发热、盗汗及体重下降的症状）

危险度分析：T淋巴母细胞淋巴瘤属于高度侵袭性淋巴瘤，通常肿瘤生长迅速，骨髓和脑膜受侵较常见。治疗应按照急性淋巴细胞白血病的策略，包括高强度诱导治疗、巩固和维持治疗，即使对于Ⅰ期的患者也应以全身治疗为主。

治疗经过：行BMF90样方案治疗，6周期疗效评价完全缓解，巩固化疗2周期，后计划维持治疗至诊断后2~3年。

复查：治疗结束后定期复查。复查计划：①第1~2年：每3个月1次；②第3~5年：每6个月1次；③5年以上：每年复查

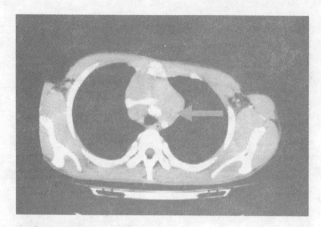

诊断时颈胸CT：双颈、纵隔可见多发肿大淋巴结，相互融合，包绕颈部及纵隔大血管

1次，持续终生。

目前该患者治疗结束后2年，无病生存。

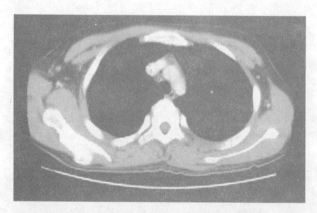

6周期后颈胸增强CT：双颈部、纵隔未见肿大淋巴结

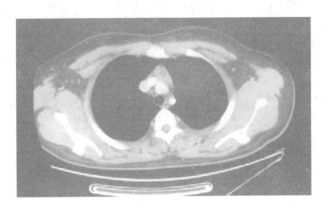

治疗结束后 1 年半颈胸 CT：胸腺增大，考虑为生理性。双颈、纵隔未见明确肿大淋巴结

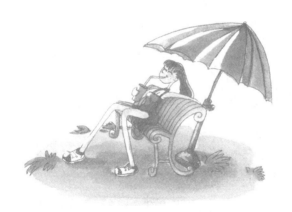

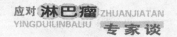
十一、名家谈肿瘤

增强"自我科学抗癌"意识

陆士新，著名肿瘤病理生理学专家，研究员，中国科学院院士

癌症已成为我国人群死因的首位，具有发病率高、死亡率高、治疗费用高等特点，因此，人们"谈癌色变"。目前，学术界普遍认为对癌症不要恐惧而要防治，癌症是"可防可治"的。肿瘤防治的关键仍然是要坚持以人为本、自我抗癌，实施预防为主、防治研相结合，大力做到肿瘤防治"三早"，即早期预防、早期诊断和早期治疗；"三早"是癌症"可防可治"的核心和基础。世界卫生组织也强调：三分之一的癌症是可以预防的，三分之一的癌症患者通过早期诊断并得到合适的治疗是可以治愈的；三分之一的癌症患者通过治疗，可以减轻痛苦，延长生命。人群的自我抗癌意识和信念至关重要，因为如无自身防癌意识，接触致癌因素而不自知，一旦患上癌症已成晚期，延误了病情。

控制癌症应当以早期预防为主，我们究竟应该怎样做才能实现"三早"呢？首先，我们要积极增强"科学自我抗癌意识"，注意在生活中远离致癌因素，并积极做到合理营养、适当运动、戒烟限酒、心理平衡等健康生活方式，自我预防癌症发生。近二十几年来，在我国食管癌、肝癌、胃癌等肿瘤高发区所进行的病因学调查研究的基础上，开展了国际上最先进的大规模人群预防研究，现在已取得可喜的成果，树立了癌症"可防"的典型，并增强了我们对癌症可以预防的信心。

癌症的发生发展是多阶段逐渐演变的过程，在癌前病变和早期癌阶段就进行治疗是可以不发生癌症或可以被治愈的。什么是癌前病变呢？癌前病变是指人体组织中某些细胞在人体内外环境中的物理、化学、生物以及慢性炎症等刺激因素长期不停地作用下，细胞形态和分子组成发生有变成癌趋向的病理变化，再经过一段时间后，这种病变的一部分或少部分可能发展演变成癌。但是，癌前病变患者在去除物理、化学、生物以及慢性炎症等刺激因素，或给予化学干预（治疗），癌前病变可以被逆转为正常。"癌前病变"发展成侵袭性癌的过程一般需要 10 年左右的时间。如在林县我们发现食管上皮重度增生的人，经增生平治疗可以逆转为正常，成功阻断了重度增生上皮演变成癌。因此，预防及治疗癌前病变，对预防肿瘤有着积极意义。

癌前病变和器官组织的炎症与不典型增生密切相关，炎症往往伴随细胞重度增生（不典型增生，原位癌），我们已知的一些病变如：食管上皮重度增生、胃的瘢痕性溃疡、萎缩性胃炎、胃息肉、慢性支气管炎、肝细胞不典型增生、宫颈糜烂或息肉、乳房囊性腺病、乳腺导管内乳头状瘤、溃疡性结肠炎、结肠腺瘤及结肠息肉、膀胱黏膜上皮增生及化生、鼻咽部柱状上皮及不典型化生等都可视为癌前病变，上述的癌前病变的长期存在与发展就可能转变为癌症。因此，个人应积极治疗器官组织的炎症和严重增生性疾病是预防癌症的重要措施。

在生活中，我们究竟应该怎样做才能实现肿瘤的"早期发现，早期治疗"呢？首先，进行自查，要早期发现癌瘤，除医生的检查外，自我检查也是非常重要的。如乳腺癌等往往是自查发现肿块的，所以要经常进行自我检查。除自查外，要重视每年正规体检，体检也是"早期发现"癌瘤的重要途径。癌瘤"早期治疗"是非常重要的，它直接影响患者的生存；有研究表明：

肿瘤大小与手术后生存率密切相关，肿瘤直径越小相对生存率就越高，肿瘤直径越大相对生存率就越小。一旦发现肿瘤应及早到医院进行规范化治疗。但治疗肿瘤也不是什么治疗手段都用上才好，要防止"过度治疗"。

普及癌症知识是预防癌症的重要手段。在癌症防治工作中，要有更多的有关癌症方面的科学普及读物问世，以利于群众增强"自我科学抗癌"意识，来改变癌症不可预防和无法治疗的观点，并积极行动起来，做到"三早"，控制和预防癌症。

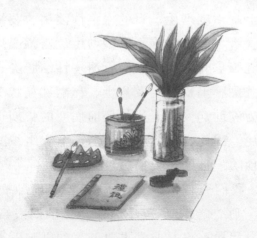

五十年来我国肿瘤防治工作的发展和体会

孙燕，著名肿瘤内科学专家，主任医师，中国工程院院士，中国医学科学院中国协和医科大学名医

回顾半个多世纪我国临床肿瘤学的发展，真有些沧桑之感。新中国成立初期，由于当时卫生的状况，肿瘤学不被重视。直到建国 10 年以后我国才开始重视肿瘤问题，并启动了比较全面的规划、建设和研究。我有幸在 1959 年调入肿瘤医院（当时称日坛医院），正好参加我国几位临床肿瘤学元老，吴桓兴教授（时任中国医学科学院肿瘤医院院长）、金显宅教授（时任中国医学科学院肿瘤医院顾问）和李冰教授（时任中国医学科学院肿瘤医院党委书记兼副院长）的领导下对我国临床肿瘤学的发展进行的讨论，并制定了以综合治疗为模式的发展方向。随之，就临床肿瘤学发展达成 4 项共识，即预防为主、中西医结合、基础研究与临床研究结合、综合治疗。虽然在今天，综合应用现有手段诊断、防治肿瘤已经深入人心，为国内外学术界所接受，但是这在当时的条件下就能准确把握总攻方向还是难能可贵和具有远见的。

在十年浩劫中肿瘤工作受到极大破坏。人员被下放，甚至连苦苦积累的病理标本都被埋掉。但在 1972 年周恩来总理冲破"四人帮"的阻挠，对肿瘤工作做出了重要指示：肿瘤是多发病、常见病；应当深入调查摸清我国的发病情况，并采取预防措施；结合我国具体情况和实践经验编写我国自己的参考书；大力开展高发区研究等等，明确了我国肿瘤学前进的方向，也成为我们开展工作的重要指导原则。

改革开放以后，我国临床肿瘤学事业得到了飞速的发展，各省市都建立了肿瘤医院，很多综合医院也成立了肿瘤科，研究工作也得到发展。

肿瘤内科治疗也已经有了很多进展，相当多的常见肿瘤，如滋养细胞肿瘤、急性白血病、睾丸肿瘤等，已经可以通过内科治疗达到根治；另一些常见肿瘤，如乳腺癌、肺癌、大肠癌、胃癌和骨肉瘤等，内科治疗也都占有相当重要的地位。此外，我们在肿瘤治疗理念方面已经有了很大进步，例如多种方法和途径的综合治疗、加强预防术后播散，特别是远处转移的内科辅助治疗研究、重视生存率和生活质量的提高等。

近10年来，不断有新的针对肿瘤受体、调控和生长关键基因的靶向药物问世，从分子、受体、信号传导等方面的研究把病因、预防和治疗很好地连贯起来。分子靶向治疗虽然在现阶段还不能完全替代传统的手术和放化疗，但其重大意义在于可以使治疗更具靶向性，更好地实现治疗个体化。而根据肿瘤的分子靶点决定治疗方案的策略与我国传统医学理论中的"辨证论治"和"同病异治、异病同治"不谋而合。靶点的诊断必然会成为未来肿瘤诊断以及个体化治疗方案制订的必要步骤。对患者的靶点监测也应该受到重视。

我们已经开始思考什么是我国临床肿瘤学的特点，其中包括：中西医结合，辨证论治——提高预见性；同病异治、异病同治——实现有的放矢；循证医学、规范化、个体化；扶正祛邪——重视宿主情况、基础疾病、免疫和骨髓功能重建等；治未病——重视预防、重视防止复发；以人为本——重视生活质量和远期结果等等。

最近，美国著名临床肿瘤学家 DeVita 在一篇题为"癌症研究200年"的文章中系统复习了有关肿瘤诊疗的进展情况。可以看出近百余年来人们对肿瘤的认识已经有了长足的进展和提高。在 20 世纪 70 年代由于综合治疗，儿童期白血病和霍奇金病的疾病特异性死亡率开始显著下降。在引入常见癌症（例如乳腺癌和结肠癌）的更好早期诊断和预防措施以及有效辅助治疗之后不久，总死亡率开始下降。所有癌症的 5 年相对生存率在通过《国家癌症法案》之前的 20 世纪 60 年代末为 38%，而现在为 68%。在美国，癌症总死亡率从 1990 年开始下降，自此以后总体已下降 24%。对 2015 年的直线推测提示，癌症死亡率的总绝对下降将约为 38 个百分点。所以，我们对制服肿瘤的前景应当是乐观的，但这无疑需要几代人艰辛的努力。

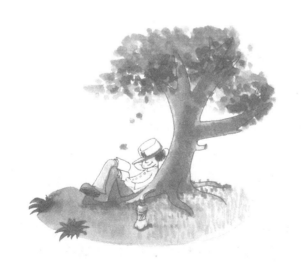

少吃多动　预防肿瘤

程书钧，著名实验肿瘤、肿瘤化学和遗传毒理学专家，研究员，中国工程院院士

科学研究表明，终身维持健康的体重是预防肿瘤最有效的措施之一。超标体重和过于肥胖，会促进某些肿瘤发生，包括食管癌、胰腺癌、结直肠癌、肾癌、子宫内膜癌和绝经后的乳腺癌。肥胖是这些肿瘤发生的非常重要的促进因素。肥胖和体重超标还会增加许多慢性病（如高血压、脑卒中、冠心病和 2 型糖尿病）发生的机率。肥胖会影响许多激素和生长因子的水平，肥胖人群胰岛素样生长因子 1、胰岛素和瘦素水平均升高，性激素在肥胖相关肿瘤中也起重要作用，因为脂肪组织是性激素合成的重要场所，性激素水平过高可使子宫内膜癌和绝经后的乳腺癌发病率增高。肥胖者常伴有轻度炎症状态，脂肪细胞会产生一些促炎性因子，而慢性炎症会促进肿瘤发生。因此避免肥胖在肿瘤预防中占有重要地位。

如何避免肥胖？关键在少吃多动。美国有个诺贝尔生理和医学奖获得者 Brenner 讲过一段有趣的事，他说，人在古代的时候，因为生活环境很艰苦，吃的东西很不够，主要靠打猎为生，所以他老是到处要找吃的。多少年、多少代传下来的人就是那些有很强吃的欲望的人，他们下丘脑逐渐形成老想吃的兴奋灶，这就是我们现代人为什么老想吃的原因。可是到了今天，诸位吃东西用不着像古代那样去找了，古代是找到什么就吃什么，现在你家里伸手就拿得到东西吃，可是我们大脑的兴奋灶还在那里，还叫我们吃、吃、吃，其实你肚子一点都不饿，只是为了满足这个兴奋

灶，你就老要吃，没有事的时候要吃，看电视也要吃，造成你营养过剩。储存过多的营养的最佳方式就是把它转化成脂肪（而不是蛋白质和碳水化合物），这种储存的能量可以很好去应对饥饿，这在古代艰苦的条件下是十分必要的，因此，过度营养转成脂肪而导致肥胖也是进化选择的结果。

　　导致超重的原因除吃的过多外，另一个原因就是体力活动太少。因此，合理必要的体力活动是极其重要的。研究表明，合理的体育活动，对预防和降低结直肠癌、乳腺癌、子宫内膜癌、胰腺癌、肾癌等都有良好作用。少吃多动，保持健康的体重和避免肥胖能预防和降低包括肿瘤在内许多慢性代谢疾病的发生，这是有深刻的科学道理的，是迄今为止科学上证明了的最有效的办法。人们生来就有点爱吃不爱动，我们懂得上述的科学道理后，就需反其道而行之。为了你的健康，预防肿瘤，少吃多动。

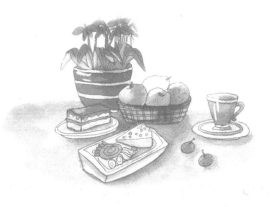

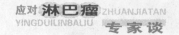

对癌症治疗的一点看法

殷蔚伯，著名肿瘤放射学专家，主任医师，中国医学科学院肿瘤医院放射科首席专家

一、癌症不再是不治之症

20世纪初肿瘤患者的5年生存率只有5%，身患恶性肿瘤几乎就等于死亡，因此人们谈癌色变。为此，人类开始致力于攻克肿瘤的研究，由于诊断及治疗技术的改进与发展，癌症患者的5年生存率在不断地提高，20世纪30年代为15%，60年代为30%。近半个世纪以来，随着CT、MRI、PET-CT等各种诊断设备与技术的应用与提高，促进了对肿瘤的早诊、早治；同时在治疗方面，无论是手术、放射治疗还是药物治疗都有了飞速的发展，至20世纪90年代肿瘤患者的5年生存率提高到45%。2012年美国癌症协会发表统计报告显示：1975~1995年间在美国确诊的癌症患者治疗后5年生存率为49%，而到2001~2007年提高至67%。由于绝大多数肿瘤复发与转移发生在癌症诊治后的5年以内，因此医学上用5年生存率来表示癌症的治疗效果。对肿瘤患者来讲，生存超过5年以后再次出现复发或转移的机率就已经很低了，因此，5年生存率常常也代表着治愈率。现在我国诊治癌症的水平与国外大体相当。我们有理由相信癌症的治疗结果将来会更好。所以说癌症不再是不治之症。

不同部位的癌症治愈率有所差别，一般来说，表浅的癌症较深部脏器的癌症治愈率高，如女性乳腺癌、子宫颈癌、男性前列腺癌等治愈率高，而肺癌、胰腺癌等的治愈率相对较低。同一种癌症的早期与晚期的治愈率也不一样。早期乳腺癌、子宫颈癌、男性前列腺癌等患者的5年生存率可达90%以上，显著高于晚期患者；即使是**预后**差的如肺癌、食管癌也同样是早期患者的生存率显著高于晚期。所以我们倡导早期发现、早期诊断、早期治疗。当有异常发现时应尽早去医院检查。现在不少医院开展了防癌普查服务，可定期去检查。

二、癌症不是急诊

著名的肿瘤学家吴桓兴教授不断的告诫我们癌症不是急诊，他的意思是不要一诊断癌症就仓促治疗，而是强调在治疗前应进行必要的检查，制订周密的治疗方案。因为癌症的首程治疗至关重要。首程治疗不当，往往很难补救。他形象地比喻为就像剪裁衣服一样，裁的不好，很难补救。当然，患者被诊断出癌症后必然很着急，但要沉着，进行必要的检查，有时需要多学科的会诊后再进行治疗。精心地战前准备是取得胜利的重要保障。

三、现代的肿瘤放射技术

放射治疗学发展虽然已有100余年的历史，但较医学发展史而言，其历史短，不为人们所熟知。作为一名放射治疗科的医生，我愿意介绍一下现代的放射治疗学。放射治疗主要用于治疗恶性肿瘤，是治疗恶性肿瘤的三大主要手段之一（即手术、放射治疗及药物治疗）。早期放射治疗是通过放射性同位素^{60}钴产生γ射线或由直线加速器产生高能X射线和电子线来完成，也叫二维放射治疗技术，照射范围只能产生不同大小的长方形和（或）正方形**照射野**。但肿瘤生长的范围并不规则，放射治疗在杀灭肿瘤的同时，大量的正常组织也受到损害，导致了相应的放疗并发症。同时，为了避免对正常组织及器官产生不能接受的并发症，有时不得不减少照射剂量，致使肿瘤局部控制率下降或照射治疗后肿瘤复发率增加。

由于影像技术及电子计算机的发展，放射治疗从二维走到三维及四维治疗技术，即三维适形放射治疗、调强放射治疗、影像引导下放射治疗及自适应放射治疗等。换句话说，更准确、更精确的照射，能更好地照射肿瘤、同时更少地照射周围正常组织，其结果是提高肿瘤的治愈率，降低对正常组织的副反应。这些新技术的优势在一些肿瘤的治疗方面表现突出，如头颈部癌、前列腺癌等等。同时，这些新技术带来的是要在治疗前作更多细致的工作，如先行 CT（或 PET-CT）定位，在 CT 图像的每一层面上勾画肿瘤及一些正常器官，要用计算机软件即治疗计划系统计算出最合适的方案，因而放射治疗准备的时间相对较常规放射治疗长。近年来，发展的立体定向放射治疗，对一些小的肿瘤能治愈而无显著的副反应，如早期非小细胞肺癌等。但应该指出的是，如同所有的治疗方法一样，放射治疗也有其局限性，它也不能治疗所有癌症，需要结合每种癌症的特点，联合手术、药物治疗等方法综合治疗进一步提高疗效。

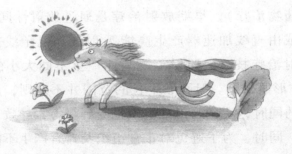

面对癌症作战的现代策略

储大同，著名肿瘤内科学专家，主任医师，中国医学科学院肿瘤医院内科首席专家

一、癌症的发生发展规律

在我们每个人的身体里，实际上都存在着不同的突变细胞。一旦身体的免疫监视功能不能发现、攻击这些突变细胞的时候，它就会由一个变两个，两个变四个，四个变八个，呈指数级增长，在很短的时间内就能变成肿瘤。直径 1.5 厘米的一个球形结节就已含有 35 亿癌细胞（$3.5×10^9$）了。这时候就可以被螺旋 CT、核磁共振扫描、PET/CT 等先进的仪器发现了。大家想想 35 亿癌细胞是个很大的数量！一些患者来就诊时已是癌症晚期，肿瘤细胞的计数远远超过这个数量，甚至能按斤计，肿瘤细胞数长到 12 次方，人就牺牲了。我们平常治疗肿瘤怎么治？早期可以切除，争取治愈。但当肿瘤细胞数量到 11 次方时已经转移得到处都是，没有切除的机会了。这时就应该使用有效的全身治疗手段，如化疗、靶向治疗、生物免疫治疗等，把肿瘤细胞的数量杀到 10^9 数量级以下，再想法不让它抬头。如果原发肿瘤在肺，我们称之为肺癌，可能转移到肝脏，也可能转移到骨头、转移到脑部。但是这里应该走出一个误区，癌细胞转移到肝脏的时候不能叫肝癌，只能说是肺癌的肝转移，以此类推。转移到全身各处以后，癌细胞总数量达到 11、12 次方时那是非常晚期的，因此，我们特别强调，肿瘤要早期发现，早期治疗。

二、不要谈化疗就色变，你有机会重振免疫力

一旦到了晚期，是否就完全不能治愈，就只能放弃了？当然

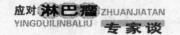

不是！其实，得了肿瘤，打仗的战略设计非常重要！怎么掌握好治疗手段-肿瘤组织-机体免疫力的三点平衡是一个极其重要的方面。很多人一听化疗都谈虎色变，觉得不能做。实际上我们要分析，肿瘤能够抑制机体免疫功能，肿瘤发展得越严重越抑制免疫功能！反过来，免疫功能提高了也能抑制肿瘤。比如放疗和化疗，既能够攻击肿瘤，对自己的免疫功能也是打击。所以治疗中机体的免疫功能跟治疗手段、肿瘤之间是三点平衡的关系。你不能光看放、化疗对身体的伤害。肿瘤被消灭以后，肿瘤对免疫功能的抑制就自然而然解除了。而放、化疗结束后它们对免疫功能的伤害也立即解除。所以我们任何一位患者在治疗时一定要把三点平衡的关系分析好。手术作为重要的治疗手段把肿瘤的大本营切掉，肿瘤细胞的数量急剧下降，对免疫功能的抑制一下子就被解除了。这时候再用放疗、化疗，进一步消灭残存肿瘤，虽然对免疫功能可能造成一定程度的暂时性抑制，但把肿瘤消灭以后，使肿瘤细胞的数量更进一步减少，这样肿瘤对免疫力的抑制更进一步得到解放。细细掂量如果用各种手段把转移灶中癌细胞总数减少到 3.5×10^9 以下，身体是完全有机会恢复免疫功能的！

三、利用高科技时代优势与肿瘤长期和平共处

对癌症作战的现代战争是建立在常规武器和信息网络系统高度协同配合的战略设计之上的。即科学合理地将手术、化疗、放疗与生物靶向治疗、免疫治疗、中医药治疗等有机地结合，达到全歼肿瘤并长期压住肿瘤的发生细胞（干细胞），使其永不抬头。之所以很多人的晚期肿瘤被治愈，就是因为将肿瘤细胞数量消灭到 35 亿左右后，再通过各种手段压住肿瘤干细胞并将免疫功能恢复到患肿瘤之前的状态。这时候残留肿瘤细胞的数量和机体免疫功能实际上已经达成了一个新的平衡状态。而这种平衡状态，在分子靶向治疗的时代，你如果有能力、有信心去努力，在医生的帮助下是完全可以争取实现的。也就是说，到那时你的机体与肿瘤已经成了长期和平共处的双方，而这种状态经过努力完全可能持续一辈子。

分子靶向治疗是近年来的新生事物。由于科学家们发现了很多癌基因能驱动肿瘤的生长，因此就把它们叫做驱动基因。可喜的是也有很多新药能针对这些基因起到抑制作用，有效率都能在 50%~70%，控制率都能达到 80%~95%，均远远超过化疗。目前临床常用的分子靶向药物也已经有十几种。即使没有驱动基因存在的肿瘤，用一些影响微环境的靶向药物把它们的信号传导通路阻断，也能配合化、放疗作战而大大提高它们的疗效。

国际上有资料显示有些老人去世时不是因为肿瘤死亡，而是因为糖尿病、心血管疾病等原因。但在做尸检时却发现这些老人中很多人患有乳腺癌、前列腺癌等恶性肿瘤，但他们并不是死于癌症，而是死于其他疾病，这些人体内的癌细胞恰恰处于 35 亿左右的数量。这说明什么问题呢？说明他们生前有能力长期与这些癌症抗衡，达到一辈子和平共处的目的。在当代高科技发展的分子靶向治疗时代，就更具有做到这点的物质基础了。展望未来，让谈癌色变即将变成历史吧。

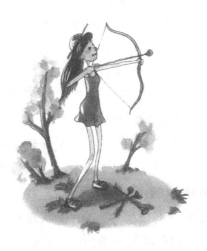

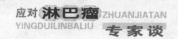

防治肿瘤，从改变自己做起

唐平章，著名头颈肿瘤外科专家，主任医师，中国医学科学院肿瘤医院前院长

说起肿瘤，大家心里不免咯噔一下，说是"谈癌色变"恐怕也不为过吧。虽然目前对肿瘤的诊治水平已经有很大提高，总体上一半以上的恶性肿瘤患者能够被治愈，但离彻底攻克它还有很长的路要走。下面结合我个人30余年的临床经验，就肿瘤预防、诊治谈一些自己的看法。

肿瘤有恶性和良性之分，良性肿瘤一般不会对生命造成太大损害，恶性肿瘤也就是我们通常说的癌症。癌症是人体生长到一定时机体细胞发生转化引起的肿瘤，生长不受限制而且容易出现转移，即使治疗后也可能复发。癌症病因复杂，其发生有些协同因素，它们或单独引起或加速癌症的发生。这些因素包括烟酒刺激、电离辐射、不当的生活方式和饮食习惯等。预防癌症的第一步就是减少这些因素的刺激。如吸烟可引起口腔癌、喉癌、肺癌等多个脏器肿瘤，过量饮酒可引起口腔癌、下咽癌、食管癌等，而长期食用腌制食品和食管癌的发生关系密切。特别是大量烟酒刺激，临床上可见有的患者每天喝半斤到一斤酒，吸1~2包烟。下咽和食管黏膜在长期刺激下发生病变导致癌症的多点发生。电离辐射虽然普遍存在于我们生活当中，如医院的X线检查、CT、核素扫描、家庭装修中的不合格石材等，我们也基本上不会想到过多接触会对自身造成什么影响，但甲状腺癌、白血病的发生与它的确有明显关系，尤其是对胎儿、儿童影响最大。1986年，前苏联切尔诺贝利核事故就是个例证，事故发生后的二十年间，该地区周边儿童的甲状腺癌发生率升高了几十倍。还有不良的饮食习惯，如吃饭太快、经常吃烫得食物、偏食、不爱吃水果等，均会对上消化道黏膜产生不良影响。预防癌症，还要保持健康向上的生活态度，经常锻炼身体，培养乐观的心态。积极乐观的情绪可以调节因压力而分泌的皮质醇和肾上腺素等激素的水平，增强机体免疫力。而有积极乐观心态的人身心更健康，死于心血管疾病的机率更低，肺部功能也更健全。预防癌症，应当定期体检，做到早诊、早治。有些癌症也有一定遗传性和家族性，癌症患者的子女较普通人得癌的机率更大，因此应当定期**筛查**，发现后尽早处理，治疗效果也会比较理想。

如果已诊断明确是癌症，应当如何应对呢，有四点建议提供给大家：

首先，建议初次就诊患者应当在有肿瘤治疗经验的正规医院就诊，切莫病急乱投医。对肿瘤的初次治疗十分关键，但由于国内医疗条件地区差异较大，不规范治疗屡见不鲜，患者可能因此而遭受多次治疗的苦痛，疗效一次比一次差。此外，误信游医、偏方、小广告，这些常常含有"包治""不用手术、放化疗""即刻缓解痛苦""祖传秘方"等诱人宣传，经常散布于医院周围，不仅给上当者造成经济巨大损失，更重要的是贻误最佳治疗时机，早期变晚期，能治疗的变成不治之症。目前治疗肿瘤的主要方法包括手术、放疗、化疗、分子靶向治疗等，主要根据患者的个体状况，肿瘤的部位、类型、分期采用不同的治疗方法。如早期喉癌可采用单纯手术、单纯放疗或激光治疗的方法，而晚期喉癌应用手术和放疗相结合的综合治疗；绝大部分甲状腺癌可单纯手术治疗，无需放、化疗，如病变侵犯广泛时可在甲状腺全切除后行[131]I核素治疗。不同肿瘤均有一定的诊治规范，我院的综合查房制度更加保证这些患者得到个体化、科学、合理和有效的治疗方案。综合查房制度是我院针对复杂、疑难或需要多学科共

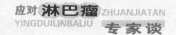

同讨论的病例，召集包括外科、放疗科、肿瘤内科、诊断科、病理科医师一起研讨确定治疗方案的查房制度，特别是针对像下咽癌、乳腺癌、肺癌等这些需要多学科综合治疗的病种，在查房过程中确定患者的肿瘤范围、手术切除范围、功能重建方法、放化疗时机等等，使得患者在开始治疗前就确定了完整的治疗方案。

其次，肿瘤患者治疗时应做好家庭内部计划，安排好人员和经济保障。治疗肿瘤时间短则一两周，长则数年，通常为 1~2 个月。治疗时应安排好家人进行照顾和护理，家人的陪伴和呵护也是对身心遭受癌症折磨患者的一种安慰。虽然说现在来看病不至于砸锅卖铁、出卖房子家当，全民医保也覆盖了中国 90% 以上的人口，但治疗肿瘤的费用在几千至数百万不等，诊断措施有廉、有贵，一些化疗药物每个疗程都在几万以上，对一个普通家庭也是一笔不小的花销，因癌致贫常有发生，所以应当根据患者家庭经济状况量力而行，不要影响家庭其他成员的基本生活保障，医生们也会根据患者家庭的实际情况制订相对合理的诊治方案。

再次，肿瘤患者治疗后应坚持定期复查，因为肿瘤治疗失败 50% 以上是因为复发引起，而复发多在治疗后的 5 年之内，部分复发患者还可通过治疗达到根治效果，因此建议治疗后 1~2 年内每 3 个月复查 1 次，2~5 年内每半年复查 1 次，5 年以上的患者每年复查一次，坚持严格的复查制度是提高治疗效果的另一保证。

最后，对于某些特定肿瘤，肿瘤患者应习惯和学会与瘤共存，调整心态，提高生活质量。临床表现最突出的是结节性甲状腺肿（良性），目前甲状腺肿瘤的发病率全世界都在升高，特别是结节性甲状腺肿，由于其生长缓慢，可以几年甚至几十年缓慢生长，对患者的生活及工作影响不大，而手术治疗又不易彻底切除，还存在复发可能，因此临床目前均建议观察，不必要手术。

患者应该调整心态，做到和肿瘤"和平共处"。另外，还有一些特殊类型的肿瘤，如腺样囊性癌，容易出现远处转移，也是生长缓慢，对放、化疗并不敏感，临床上尚没有行之有效的治疗措施，但肿瘤的发展非常缓慢，这段时间非常长，因此患者应当学会坦然面对，提高这段生活质量，千万不要自己吓唬自己。

总之，肿瘤的防治都要必须从改变自己做起，谚语说"自助者，天助之"也就是这个意思，不仅要保持乐观向上的心态，健康良好的生活方式，尽量节制烟酒等不良刺激，更要在患病后保持清醒的头脑，做好长期抗癌的准备，在正规的医院制订科学合理的治疗方案，并定期**随访**。相信这些措施一定能达到目前最好的治疗效果！

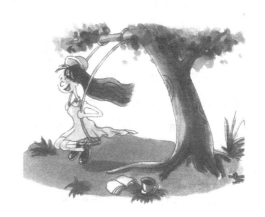

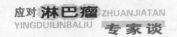

勇气创造奇迹　科学铸造明天

赵平，著名腹部肿瘤外科专家，主任医师，全国政协委员，中国医学科学院肿瘤医院前院长

刘晓林先生是一位优秀的教师，他培养的学生可谓桃李满天下。然而，这位受人爱戴的人却突遭横祸，使他陷入苦难之中。去年过生日，一杯酒下肚，刘晓林先生感到胃部灼痛。他的一个学生安排他去一家医院做检查，这位学生是这家医院的院长，为老师跑前跑后。做胃镜时发现老师的胃窦部有溃疡，**活检**病理证实是腺癌。尽管她没有告诉老师真相，刘晓林先生还是从那张苦笑的脸上发现了破绽。刘晓林先生偷偷从病例中看到那些可怕的字眼，犹如晴天霹雳，晕倒在医院。他不能相信自己得了癌症，他一生没有做过坏事，也没有休过一天病假，怎么会"突然得了癌症？"一定是医院搞错了。他又去了几家医院，医生们都说第一医院的诊断是准确的。刘老师顿时觉得世界马上陷入黑暗与恐怖之中。尽管家人苦苦相求、相劝，朋友送来的补品堆满房间，刘晓林先生还是惶惶不可终日，茶饭难进。他有时觉得如果不吃饭也许会饿死肿瘤，他整天抱着肿瘤书籍苦苦探寻，祈望找到治疗癌症的绝招。然而，他却始终没有听从医生的劝导去做手术治疗。表姐告诉他，"癌症一做手术就会扩散全身。你姐夫要是不做手术也不会死的那么快！"肿瘤医院门口有不少"热情的人"推荐治疗癌症的祖传秘方，他们许诺包管治好刘老师的病，还向他出示已经治愈癌症患者的心得体会。刘老师彻底迷茫了，在困惑中花掉几万块钱也没有觉得见效。有个得甲状腺癌的同学已经活了5年，在他的劝导下，刘晓林去青海的一个寺庙求助保

佑，据说不少癌症患者喝了那里的"圣水"后癌症消失了。折腾了几个月，有一天刘晓林发现大便呈柏油状，同时他感到心慌、气短，家人看他面色苍白，出冷汗，把他送进医院，送进手术室。手术中发现胃癌已经扩散，并转移到肝脏。最佳的治疗时机不幸被错过了。

导医的忠告：癌症的发病率受社会发展的影响在继续上升，尤其是人口老龄化和工业化进程导致癌症的新发人数与年俱增。当我们不幸患了癌症，重要的是不能被吓倒。癌症是可以治愈的，世界卫生组织提出40%的癌症通过早诊、早治可以治愈，可以长时间生存。因此，癌症不等同于死亡。刘老师如果得知患高血压、糖尿病，他不会面临天崩地裂的恐惧，更不会丧失理智乱投医。然而，值得注意的是现在癌症已经正式被列入慢性非传染性疾病的系列，说明许多人认为得了不治之症，被死亡的阴魂吓破了胆。美国发现在尸检时许多人患有癌症，生前没有症状或没有被诊断，说明即使身体内有肿瘤，与瘤共存也不是天方夜谭。癌症是恶魔，但是与其吓死，不如抗争求活。最近20年，恶性肿瘤的诊治有跨越式进步，放射治疗设备的进步使恶性肿瘤的放射更加精确和有效；放射治疗的治愈率不断提高。肿瘤内科治疗也努力规避化疗对于全身的副作用；靶向治疗的效果不断创造出惊人的奇迹。外科手术仍是肿瘤治疗的首选方案，外科对器官的人文保护使许多患者减少残疾和心理伤害。多学科的综合治疗使治疗的方案更加合理、更加有效。作为肿瘤专科医生，我们可以说许多肿瘤已经能够治愈。虽然，对于刚刚发现肿瘤的患者，医生常常按家属的意愿用善意的"谎言"掩饰病情真相；但是并不等于医生失去治愈的信心；我们的经验不仅已经可以让许多患者得到长期的生存，而且我们已经注意到关注肿瘤患者的生活质量。保留乳房的乳腺癌手术、保留肛门的直肠癌手术都已经在临床广泛应用。微创治疗也大大减少患者的创伤而达到治疗的效果。北京的抗癌乐园有上万名会员都是癌症患者，他们不仅一起抗争癌症，而且他们还组织文艺活动、体育锻炼改善身体机能，调节心理状态，使越来越多的肿瘤患者赢得生存，也享受了生存的质量。抗癌是一场没有硝烟的战争，争取活下去，能够赢取第二次生命的人就是英雄。勇气创造奇迹，科学铸造明天。

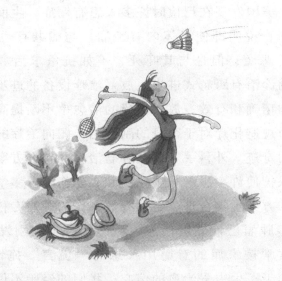

十二、名词解释

1. **备皮**：手术前将手术部位按要求剃除体毛及清洁局部皮肤，以减少术后感染的机会。

2. **冷冻检查**：又称冷冻切片检查，即手术中将切下的组织经低温快速冷冻后行快速病理检查，是绝大多数疾病在手术中明确诊断的方法，大约30分钟即可出结果。

3. **肠道准备**：检查或治疗前需要做肠道的清洁准备工作。

4. **肠屏障功能**：是指肠道上皮具有分隔肠腔内物质，防止致病性物质侵入的功能。正常情况下肠道具有屏障作用，可有效地阻挡肠道内寄生菌及其毒素向肠腔外组织、器官移位，防止机体受内源性微生物及其毒素的侵害。肠道除消化吸收功能外，其功能完整的黏膜屏障可防止细菌入侵，也防止吸收毒素。

5. **常用抗心律失常药物**：有奎尼丁、普鲁卡因胺、普罗帕酮（心律平）、维拉帕米（异搏定）、普尼拉明（心可定）、阿替洛尔（氨酰心安）、氧烯洛尔（心得平）等。

6. **触诊**：医生用手指或触觉为患者进行体格检查的方法。

7. **电解质紊乱**：是指血液中的离子，如钾、钠、碳酸氢盐、钙、镁、磷、氯出现异常升高、降低或比例失衡。出现电解质紊乱后患者会出现一系列不适症状。

8. **放射性浓聚**：指病变部位摄取放射性药物高于正常组织。

9. **芬太尼族**：包括芬太尼、阿芬太尼、苏芬太尼和瑞芬太尼等药物。

10. **辐射损伤**：指由电离辐射所致的急性、迟发性或慢性的机体组织损害。

11. **富含维生素 B_{12} 的食物**：包括肉类食物，但植物性食品

中基本不含维生素 B_{12}。

12. **富含维生素 B_1 的食物**：有豆类、坚果类、芹菜、瘦肉、动物内脏、小米、大白菜、发酵食品等。

13. **富含维生素 B_2 的食物**：有动物内脏、猪肉、小麦粉、大米、黄瓜、鳝鱼、鸡蛋、牛奶、豆类、油菜、菠菜、青蒜等。

14. **富含维生素 B_6 的食物**：有鸡肉、鱼肉、牛肉、燕麦、小麦麸、麦芽、豌豆、大豆、花生、胡桃等。

15. **富含维生素 C 的食物**：主要是新鲜的蔬菜和水果，如西红柿、青菜、韭菜、菠菜、柿子椒、柑桔、橙子、柚子、红果、葡萄等。

16. **富含维生素 E 的食物**：有各种油料种子及植物油，如麦胚油、玉米油、花生油、芝麻油、豆类、粗粮等。

17. **富含维生素 K 的食物**：有牛肝、鱼肝油、蛋黄、乳酪、海藻、菠菜、甘蓝菜、莴苣、香菜、藕等。

18. **干性脱皮**：是指皮肤的轻度放疗反应，表现为受到照射部位的皮肤出现鳞屑样的表皮脱落，脱落处皮肤干燥，没有渗出。

19. **高蛋白、易消化和易吸收的食物**：主要包括巧克力、酸奶、蛋白粉、豆腐、鱼肉等食物。

20. **高危因素**：是指患某种疾病危险性高的因素，该因素与疾病的发生有一定的因果关系，当消除该因素时，疾病的发生机率也随之下降。

21. **根治性放射治疗**：能达到治愈肿瘤的目的，患者接受放射治疗后有希望获得长期生存的结果。

22. **功能影像学**：可以评估脏器某些功能的影像学检查手段，如 PET-CT 等。

23. **骨髓抑制**：是指骨髓中的血细胞前体的活性下降，导致外周血细胞数量减少，是化疗药物的常见毒副反应。实验室检查表现为白细胞减少、血红蛋白降低、血小板减少。

24.**过敏反应**：是指已免疫的机体在再次接受相同物质的刺激时所发生的反应。反应的特点是发作迅速、反应强烈、消退较快。表现为胸闷、心悸、呼吸困难、瘙痒、皮疹等。

25.**含钾食物**：含钾丰富的水果有草莓、柑橘、葡萄、柚子、西瓜、香蕉、番茄、硬柿、龙眼、香瓜、枣子、橙子、芒果等。含钾比较丰富的蔬菜有菠菜、山药、毛豆、苋菜、大葱等。

26.**含维生素A的食物**：有动物肝脏、奶、胡萝卜、西红柿、柿子、鸡蛋等。

27.**含纤维素食物**：蔬菜类食物富含纤维素，如笋、辣椒、蕨菜、菜花、菠菜、南瓜、白菜、油菜等。

28.**含锌食物**：食物中含锌较多的有牡蛎、胰脏、肝脏、血、瘦肉、蛋、粗粮、核桃、花生、西瓜子等。

29.**活检**：活体组织检查简称"活检"，是指应诊断、治疗的需要，从患者体内切取、钳取或穿刺等取出病变组织，进行病理学检查的技术。

30.**假阳性**：指由于多种原因造成将阴性结果误判为阳性，而假阴性则是指将真正的阳性结果误判为阴性。临床上应用的任何技术都很难做到100%正确，故偶尔会有假阳性或假阴性的结果。

31.**假阴性**：某项检查的结果实际上应该是阳性的，但由于操作、仪器、个人身体特性等原因导致结果呈阴性。

32.**禁忌证**：指不适宜于采用某种诊断或治疗措施的疾病或状况。

33.**巨噬细胞集落刺激因子**：是一种促进人体造血细胞增殖和分化的细胞因子，具有刺激粒细胞、单核巨噬细胞成熟，促进成熟细胞向外周血释放，并能促进巨噬细胞及嗜酸性细胞的多种功能。临床主要用于预防和治疗肿瘤放疗或化疗后引起的白细胞

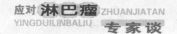

减少症、预防白细胞减少可能潜在的感染并发症，以及促进因感染引起的中性粒细胞减少的加快恢复。

34. 空腔脏器： 是指管腔状的器官，脏器内部含有大量空间，如胃、肠、膀胱、胆囊等。

35. 免疫组化： 是应用免疫学基本原理——抗原抗体反应，即抗原与抗体特异性结合的原理，通过化学反应使标记抗体的显色剂（荧光素、酶、金属离子、同位素）显色来确定组织细胞内抗原（多肽和蛋白质），对其进行定位、定性及定量的研究，称为免疫组织化学技术。

36. 腔镜检查： 利用人体天然形成的通道或通过微小切口将特殊的腔镜器械导入人体内进行的检查，如膀胱镜检查、宫腔镜检查、腹腔镜检查等。

37. 弱阿片类药物： 抗镇痛作用弱的阿片类药物，以可待因为代表。

38. 筛查： 是指通过询问、查体、实验室检查和影像学检查等方法对"健康人"针对某种或某些疾病有目的进行的检查，是早期发现癌症和癌前病变的重要途径。

39. 神经毒性： 通常是指药物的副作用。是指药物或治疗（如放射治疗）除了正常的治病作用外，对人体神经系统所带来的损伤。

40. 肾毒性： 临床表现轻重不一，轻度时可为蛋白尿和管型尿，继而可发生氮质血症、肾功能减退，严重时可出现急性肾衰和尿毒症等。肾毒性可为一过性，也可为永久性损伤。可导致肾毒性的常见药物有某些抗菌药、抗肿瘤药、解热镇痛抗炎药、麻醉药、碘化物造影剂、碳酸锂等。

41. 生化全套： 是指用生物或化学的方法来对人进行身体检查，生化全套检查内容包括：肝功能（总蛋白、白蛋白、球蛋白、胆红素、转氨酶）；血脂（总胆固醇、甘油三酯、高和低密度脂蛋白）；空腹血糖；肾功能（肌酐、尿素氮）；尿酸；乳酸脱氢酶；肌酸激酶等。

42．**生命体征**：是用来判断患者的病情轻重和危急程度的指征，主要包括有体温、脉搏、呼吸和血压，是维持生命基本征象，是机体内在活动的客观反应，是衡量机体状况的重要指标。

43．**生殖因素**：指月经初潮年龄、第一胎的生育年龄、未生育、产后未哺乳、月经周期短、绝经后雌激素水平高等。

44．**适应证**：指某一种药物或诊断治疗方法所能诊断治疗的疾病范围或疾病状态。

45．**随访**：指医生在对患者进行诊断或治疗后，对患者疾病发展状况、治疗后恢复情况等继续进行追踪观察所做的工作。

46．**听诊**：是医生用耳或听诊器来探听人体内自行发出的声音来判断是否正常的一种诊断方法。

47．**痛阈**：是指引起疼痛的最低刺激量。痛阈的高低因人而异，且受多种因素影响，比如年龄、性别、性格、心理状态以及致痛刺激的性质等。

48．**透皮给药**：是指将药物涂抹或敷贴于皮肤表面，并通过皮肤吸收药物的一种给药方法。

49．**望诊**：医生运用视觉，对人体以及排出物进行有目的地观察，以了解健康或疾病状态。

50．**围手术期**：是指从患者决定接受手术治疗开始，直至手术后基本康复的全过程，时间在术前5~7天至术后7~12天。

51．**胃肠道反应**：本书中胃肠道反应多是指化疗药物常见副作用之一，主要表现为食欲减退、恶心、呕吐、腹胀、腹泻等。

52．**误吸**：误吸字面上讲就是错误的吸入呼吸道。吸入物可以是液体、食物、异物等，如果手术，吸入物则是胃内容物，如胃液、食物等可因呕吐而被吸入呼吸道，造成呼吸道阻塞、吸入性肺炎，甚至窒息等严重后果。

53. **纤维鼻咽喉镜**：是一种光学检查仪器，由产生光源的部件和可以进入鼻咽部和喉部的长管状镜身构成。镜身直径较细，通常为 4~5 毫米，可以通过鼻腔进入鼻咽部和喉部，直接观察这些部位是否正常。

54. **血生化检查**：检测除血细胞外存在于血液中的各种离子、糖类、脂类、蛋白质以及各种酶、激素和机体的多种代谢产物的含量的检查。

55. **严重血液学毒性**：是指药物对血液系统的毒性作用达到Ⅳ级（出现血红蛋白 $<6.5g/dl$、白细胞 $<1.0\times10^9/L$、中性粒细胞 $<0.5\times10^9/L$、血小板 $<25.0\times10^9/L$ 等改变）。

56. **药代动力学**：是定量研究药物在生物体内吸收、分布、代谢和排泄规律，并运用数学原理和方法阐述血药浓度随时间变化的规律的一门学科。

57. **要素饮食**：一种化学精制食物，含有全部人体所需的易于消化吸收的营养成分，包含游离氨基酸、单糖、主要脂肪酸、维生素、无机盐类和微量元素。主要特点：无需经过消化过程即可直接被肠道吸收和利用，为人体提供热能及营养。

58. **一过性失眠**：又称临时性失眠，是一种持续一段时间后可自行缓解的睡眠障碍。它不同于"失眠症"，多半是由心理上或精神上的原因引起，一旦消除了引起失眠的原因，就可以恢复至平日的睡眠状态。

59. **乙肝两对半**：是检查乙肝病毒感染的血清标志物。常用的乙型肝炎病毒免疫学标志物包括表面抗原、表面抗体、e 抗原和 e 抗体、乙肝核心抗体五项，因前四项为两对抗原和抗体，加上乙肝核心抗体，故称为两对半，又称为乙肝五项。其检查意义在于：检查是否感染乙肝及感染的具体情况。

60. **应激状态**：指人体在受到刺激之后作出的反应，以便适应这个刺激变化的环境。这时候的状态称应激状态。

61. **优质动物蛋白质**：动物性食物中含有优质蛋白质、铁、锌、维生素 B_2 等，但缺乏维生素 C，钙的含量也少。

62. **预后**：指预测疾病的可能病程和结局，只是医生们依据某种疾病的一般规律推断的一种可能性，这种可能性通常是指患者群体而不是个人。

63. **照射野**：在患者接受放疗前，医生会通过 CT 扫描进行病灶部位定位，通过电子计算机计算、规划后会在患者身体表面划定一个将要进行放射治疗的照射范围，这个被划定的区域就叫照射野。

64. **职业危险暴露**：指由于职业关系而暴露在某种危险因素中，从而有可能损害健康或危及生命的一种情况。

65. **中度有氧活动**：在运动过程中，人体吸入的氧气大体与需要的氧气相等，也称等张运动，如步行、慢跑、游泳、骑自行车、跳绳、上下楼梯、健身舞等。